视光医生门诊笔记

梅　颖　　唐志萍　　著　　第 2 辑

  人民卫生出版社

图书在版编目（CIP）数据

视光医生门诊笔记. 第 2 辑 / 梅颖，唐志萍著. —
北京：人民卫生出版社，2019
ISBN 978-7-117-28563-6

Ⅰ. ①视… Ⅱ. ①梅… ②唐… Ⅲ. ①屈光学－基本
知识 Ⅳ. ①R778

中国版本图书馆 CIP 数据核字（2019）第 102974 号

人卫智网	**www.ipmph.com**	医学教育、学术、考试、健康， 购书智慧智能综合服务平台
人卫官网	**www.pmph.com**	人卫官方资讯发布平台

视光医生门诊笔记
第 2 辑

著　　者：梅　颖　唐志萍
出版发行：人民卫生出版社（中继线 010-59780011）
地　　址：北京市朝阳区潘家园南里 19 号
邮　　编：100021
E - mail：pmph @ pmph.com
购书热线：010-59787592　010-59787584　010-65264830
印　　刷：北京顶佳世纪印刷有限公司
经　　销：新华书店
开　　本：710×1000　1/16　印张：16
字　　数：305 千字
版　　次：2019 年 7 月第 1 版　2021 年 11 月第 1 版第 4 次印刷
标准书号：ISBN 978-7-117-28563-6
定　　价：139.00 元

打击盗版举报电话：010-59787491　E-mail：WQ @ pmph.com
（凡属印装质量问题请与本社市场营销中心联系退换）

著者简介
AUTHORS

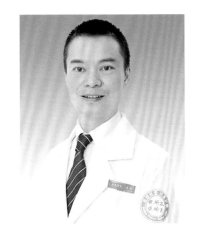

梅颖

上海新虹桥国际医学园区美视美景眼科中心业务院长，副主任医师。上海眼视光学研究中心学术委员，中国标准化技术委员会眼镜验配服务分技术委员会委员，上海市社会医疗机构协会健康教育促进分会常务委员，中山眼科中心技术培训中心客座讲师，中国卫生信息与健康医疗大数据学会委员，中国妇幼保健协会儿童眼保健分会委员，《中国眼镜科技杂志》专栏作者。国际角膜塑形学会资深会员（FIAO）、国际角膜塑形学会亚洲分会资深会员（SIAOA）、美国视觉训练和发展学会（COVD）会员。

著有《硬性角膜接触镜验配案例图解》《硬性角膜接触镜验配跟我学》《视光医生门诊笔记》《硬性角膜接触镜验配跟我学》（第2版）《眼视光门诊视光师手册》。担任人民卫生出版社眼视光与配镜专业中职教材《接触镜验配技术》副主编，参与《斜弱视和双眼视处理技术》的编写，参译《近视手册》（*Myopia Manual Edition 2017*）。

眼视光英才计划"明日之星"第一期成员。

著者简介

AUTHORS

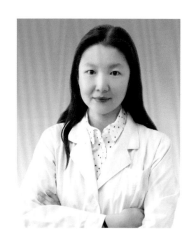

唐志萍

  上海普瑞眼科医院副主任医师，眼科学博士、云南省女医师协会眼科专业分会委员。1999年毕业于北京医科大学，主要从事眼科临床工作，并对视网膜、视神经的损伤及保护进行了大量的研究工作。主持云南省科技厅自然科学基金面上项目、昆明医科大学创新基金项目，并参与多项国家自然基金的研究工作。2015年与团队共同荣获云南省科技厅科技一等奖、2016年与团队共同荣获云南省科技进步一等奖。

前 言

FOREWORD

视光师也需要终身学习

2017 年 3 月，我们把数年来在门诊做的笔记和心得整理出来，出版了《视光医生门诊笔记》(简称《笔记》)一书，很多读者都表示通俗易懂，而且对眼视光学临床工作很有帮助。而记笔记也是我们一直以来的习惯，从《笔记》出版至今的 2 年间，不知不觉我们又记录了很多篇，梳理了一下，居然又可以成册了，《视光医生门诊笔记》(第 2 辑)[简称《笔记》(第 2 辑)]就这样诞生了。

记笔记是良好的临床学习方法，不仅能加深对专业的理解，更能引导深度的思考，是自我成长的高效催化剂。《笔记》(第 2 辑)包括我们在日常工作中和患者的科普交流、一些从眼视光学小知识推导出的有用的临床技能、眼视光学临床应用的探讨、一些特殊的案例讨论和眼视光学文化杂谈，其中也有一些我们的个人观点，欢迎各位同行讨论、批评。

近年来医学技术飞速发展，患者的医学知识也在进步。信息化时代，患者能自行查阅科技期刊论文，会用专业网站搜索(比如：万方数据库、PubMed、维基百科等)，能向医生提出更专业、更前沿的问题；能阅读专业化程度非常高的 SCI 论文；更能了解到很多国外开展而国内尚未批准使用的医疗技术。所以，患者在学习进步，医学信息的不对称性也在逐渐缩小，视光师更需要与时俱进，不及时更新知识会被逐渐淘汰的。那就一起来做一个终身学习的视光师吧，就从记笔记开始！

本书完全原创，与《视光医生门诊笔记》无内容重复，是前书的延续。本书适合眼视光从业者阅读，包括眼视光初学者、验光师、视光医生、临床眼科医师、医学院校学生、眼视光职业学校学生。本书也适合眼视光行业创业者、眼视光诊所管理者、眼镜店人员阅读。本书也可为医学院校、眼视光职业学校教师和科研人员提供参考。本书内容浅显易懂，也可供关注孩子近视的家长学习和阅读。

封底提供了"梅医生的视光工作室"微信公众平台的二维码，可作为和读者交流的一个平台，欢迎大家关注和交流。

来跟我们一起记笔记吧！一起在眼视光的知识海洋里自我迭代！

梅　颖　唐志萍

2019 年 2 月

目　录
CATALOGUE

第一章

视光"小"知识，临床"大"应用

第一节　需要多好的视力才能从太空中看到长城

记得我上小学时，语文课本里写道，中国的长城是在太空中可以肉眼看到的人类建筑，中国人一直都引以为豪。2003年我国第一代宇航员上天了，杨利伟在落地之后接受了白岩松的现场采访，白岩松第一个问题就是："你在太空看到长城了吗？"杨利伟果断地回答：没有看到！我们几个航天员，在绕地飞行的14圈中仔仔细细地看，虽然大家都多次努力地看，但谁也没找到长城。

结果，2004年小学语文四年级上册的《长城砖》的课文被人民教育出版社删除了。难道真的从太空中无法看到长城吗？

一、1.0 的视力是如何定义的

视力，也称为视锐度，就是外界物体两端在眼内结点处的夹角的倒数。视角的大小随物体的大小和与眼的距离而改变，并决定着在视网膜上成像的大小。人眼能分辨的物体成像的视角越小，表示视力越好。

要分辨两个相距很近的物体，而不至于混为一个，必须在两个受刺激的锥体细胞之间至少夹着一个静止的细胞，才可将两个刺激点区分开，所以视力检查的最终目的是测定可以辨别的最小视角。现测得锥体细胞的直径约为 5μm，以此计算在眼球结点处的夹角是 1′，所以人眼以 1′ 视角为最小视角，对应小数视力 1.0。

有关视力（视锐度）的定义，瞿佳教授主编的眼视光学教材《眼视光学理论和方法》（第 3 版）一书中有详细描述。

二、要从太空看到长城，长城的宽度最少要多少米

下面我们来计算一下，如果按正视眼最小分辨视角是 1′ 视角来计算，在距离地面 300 公里（此距离可估算内有载人飞行器的外太空）的太空要看到长城，长城的宽度最少需要多少米（图 1-1-1）？

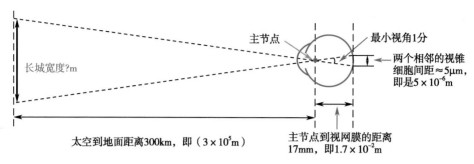

图 1-1-1 从太空要看到长城，所需长城的宽度原理示意图

1π 对应的角度为 180°；1° 对应 π/180，即 0.175 弧度（rad）；1 分等于 1/60 度，等于 π/（180×60）=0.000 29 弧度（rad）。

注：在数学中，弧度是角的度量单位。它是由国际单位制导出的单位，单位缩写是 rad。定义为：弧长等于半径的弧，其所对的圆心角为 1 弧度。（即两条射线从圆心向圆周射出，形成一个夹角和夹角正对的一段弧。当这段弧长正好等于圆的半径时，两条射线的夹角的弧度为 1）。根据定义，一周的弧度数为 2πr/r=2π，360° 角 =2π 弧度，因此，1 弧度约为 57.3°，1° 为 π/180 弧度，近似值为 0.017 45 弧度，周角为 2π 弧度，平角（即 180° 角）为 π 弧度，直角为 π/2 弧度。

所以 1 分角的正切值是：$tan1'=tan[π/（180×60）]=0.000\,291$

简化眼的光心或称节点（nodal point）在晶状体后，节点到角膜前表面的距离为 5.73mm，到后主焦点的距离是 17.05mm。

设 α 为两个受刺激的锥体细胞之间夹着的细胞对应节点所成的角（最小视角）。

$tanα=5μm/17mm=5×10^{-6}\ m/1.7×10^{-2}m=0.000\,294$（与上述 $tan1'$ 的值接近）。所以，可以用反正切函数计算出，α=1 分 ——所以理论上，人眼最小分辨率是 1 分，即对应 1.0 小数视力。

设长城的宽度最小是 xm，才能被最小视角 1 分的人眼在 300km 的太空看到：

$$x/3×10^5=5×10^{-6}/1.7×10^{-2}（按对顶三角形等比例计算）$$
$$x=3×10^5×5×10^{-6}/1.7×10^{-2}=88.2m$$

所以，长城至少 88.2 米宽，才有可能在距地面 300 公里外的太空看到。

而长城却没有 88.2 米宽！

三、需要多好的视力才能从太空看到长城

下面再来计算下，如果长城的宽度最多只有 10m，那需要多好的视力才能从距地面 300 公里外的太空看到长城呢（图 1-1-2）？

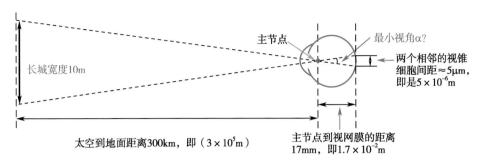

图 1-1-2 从太空要看到长城，所需的最好视力示意图

设最小视角 α 能在 300km 的太空看到 10m 宽的长城，则：

$$10m/3×10^5m=tanα（正切函数的计算公式）$$

$$tanα=3.33×10^{-5}$$

$$α=3.33×10^{-5} 弧度 =0.0019 度 =0.114 分$$

$$1/0.114 分 = 小数视力 8.7$$

所以，小数视力达到 8.7 时，才有可能肉眼从太空中看到 10m 宽的长城，这已经远远超越了人眼的视力极限。

小　结

1．视力是人眼能分辨的最小视角的倒数。

2．必须在两个受刺激的锥体细胞之间至少夹着一个静止的细胞，才可将两个刺激点区分开，所以人眼的视力有极限。

3．日常用的 E 视力表，如果是中间一横比较短的 E（图 1-1-3 中右图），1.0 的 E 视标上下两端对人眼形成的夹角就会比中间一横与上下齐平的 E（图 1-1-3 中左图）的夹角大，所以图中右图视力表比较容易看，这种设计的视力表有可能高估视力。

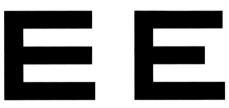

图 1-1-3 两种 E 视标

4．Landolt 环形视力表，Landolt 视标是一个带缺口的环（图 1-1-4），Landolt 环的缺口定义非常精确，环的缺口为 1 分视角，所以"Landolt 环形视力表比较客观。在 E 视力表查视力 1.5 的人如果查 Landolt 环形视力表可能正好 1.0。这解

释了为什么我们计算的人眼的视力理论极限是 1.0，但是很多人视力可以在 **E** 视力表上矫正到 1.2 以上，甚至 2.0 的视力。

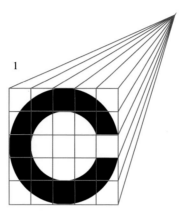

图 1-1-4　Landolt 环形视力表

第二节　近视者用"中距离视力表"检查会高估视力

我参加单位的年度体检，在某体检中心发现他们的视力表是让人站在约 1.5m 的距离使用的，我的裸眼视力 1.0，好像原来查视力没这么好的，这样查出来的视力准确吗？

传统的远视力表是设计在 5m 使用，因为临床上一般认为 5m 以外的光线是"平行光"，所以我们无论在验光还是查视力时，5m 距离的检查结果都可认为是看远的检查结果。

但现在有些远视力表是设计在 2.5m 或 3m 使用的，这样相当于变成了一个"中距视表"。所以当视力表放置得越近，查出来的视力会越"偏高"。举一个极端的例子：一个 200 度近视的人用 5m 的远视力表查视力是 0.3，用 40cm 的近视力表查却是 1.0。

为了方便说明，做简单的理论计算（以下未考虑焦深的影响）。

远点：是指调节放松的情况下人眼能够清晰看到的最远的距离，远点 =1/F（F 为眼的屈光度）。对于近视眼来说，近视越高，F 越大，远点越近。

（1）一个 -0.20D 近视的人，其远点在 1/0.20=5m。他看设计距离是 5m 的视力表时，视力表的 1.0 视标正好在他的远点上，所以他可以清晰地看到 1.0 的视标。

（2）一个 -0.33D 近视的人，其远点在 1/0.33=3m。他看设计距离是 3m 的视力表时，视力表的 1.0 视标正好在他的远点上，所以他也可以清晰地看到 1.0 的视标。

（3）一个 -0.40D 近视的人，其远点在 1/0.40=2.5m。他看设计距离是 2.5m 的视力表时，视力表的 1.0 视标正好在他的远点上，所以他也可以清晰地看到 1.0 的视标。

（4）一个 -2.50D 近视的人，其远点在 1/2.5=0.4m。他看设计距离是 0.4m 的视力表（近视力表）时，视力表的 1.0 视标正好在他的远点上，所以他也可以清晰地看到 1.0 的视标。

这里的 4 个例子中，不同的视力表（5m、3m、2.5m、40cm）视标的设计距离不一样，但是 1.0 的视标在设计的检查距离上对应的视角是完全一样的，都对应 1 分视角。远点和调节在变化，这 4 个不同近视程度的人（-0.20D、-0.33D、-0.40D、-2.50D）在相应的视力表上都能看到 1.0 的视力。所以，视力表的设计检查距离越近，越低估近视程度。

反过来说也一样：一个 -2.50D 近视的人，其远点在 40cm，用 40cm 的近视力表查视力是 1.0；用 2.5m 的视力表查视力，视力可能是 0.3；用 5m 的视力表查视力，视力可能就只有 0.1 了。

同样的，一个 -0.40D 近视的人，其远点在 2.5m，用 2.5m 的"中视力表"查视力是 1.0；用 5m 的视力表查视力，视力可能只有 0.6。

一个 -0.20D 的近视者，在 5m 查视力是 1.0；而在 2.5m 查视力可能是 1.2。这是因为距离变化了，调节刺激变化了，等同于戴了 0.20D-0.40D-=-0.20D 的近视眼镜在 5m 的距离查视力，虽然屈光度变化不多，但某些对视标清晰度敏感的患者，就可能会造成裸眼视力的变化。

距离越近，近视者的视力越被高估；而对远视者来说，视力表位置移近等于引入了调节，当患者的调节力弱，不能代偿时，视力可能会被低估。

上述分析归纳于表 1-2-1。

表 1-2-1 使用"中距视力表"查远距视力的效果

近视屈光度	远点	5m 视力表的视力检查结果	使用视力表的设计距离	使用该视力表的检查结果	相当于在 5m 视力表查视力戴的眼镜
0	无穷远	1.0	无穷远	1.0	1/5-0=-0.20D，使用 0.20D 的调节或戴 0.20D 远视镜
-0.20D	5m	1.0	5m	1.0	0
-0.33D	3m	0.8	3m	1.0	1/5-1/3=-0.13D 近视镜
-0.40D	2.5m	0.6	2.5m	1.0	1/5-1/2.5=-0.20D 近视镜
-2.50D	40cm	0.1	40cm	1.0	1/5-1/0.4=-2.3D 近视镜

前面提到的体检中心用的是 1.5m 的视力表，那就等于给我配戴 1/5-1/1.5=-0.47D 的近视眼镜在 5m 的距离查视力的效果，-0.47D（约等于 50 度近视）对裸眼视力造成的影响已经不可忽视了。——所以，我的视力体检结果是被高估了。

小 结

（1）不同设计距离的视力表，视标的视角算法是一样的。但近视眼用"中距 / 近距视力表"查出的视力会被高估，使用近距离设计的视力表检查相当于远距离查视力＋戴近视眼镜的效果。

（2）临床中建议尽量使用 5m 的远视力表（含使用镜面反射的视力表）。实在因为场地限制问题，无足够摆放距离时，至少也要使用 3m 的视力表。使用

3m 视力表时,相当于使用 5m 视力表戴 −0.13D 近视眼镜的效果,影响不大,还算可以接受。

(3)使用 2.5m 或更近的视力表时,视力检查的误差变大,不建议。

(4)记录视力检查值时应该同时记录使用的视力表设计距离。

第三节 检查视力时镜子应该放在视力表前多远

前文提到,如果使用设计距离过近的视力表(中距/近距离视力表),会造成视力检查不准确;而且验光也会出现近视欠矫正或远视过矫正的情况。有人询问:自己的验光室太小,用5m视力表时放置镜子是否能节省空间?应该如何放置镜子,镜子放2.5m吗?

如果验光室空间小,是可以采用镜面反射的方式来减少对物理空间的需求。下面我们以设计距离为5m的视力表为例来说明反射镜要放在什么位置。

如图1-3-1所示,该5m视力表是一张纸(可认为没有厚度),直接贴在墙上。当镜子放置在距离墙面2.5m的位置时,从墙面(即视力表的位置)到镜子中视力表的像的距离是2.5m×2=5m。

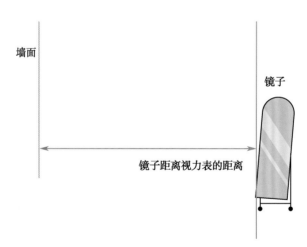

图1-3-1 视力表是一张纸(可认为没有厚度),直接贴在墙上的实际检查距离

标准视力表要求照度统一,所以视力表后都有灯箱提供标准照明,而灯箱是有一定的厚度的。当考虑到灯箱的厚度时,镜子到墙面的距离的计算过程(图1-3-2)为:

$$2×CD=5m(视力表灯箱前表面到镜面中视力表像的距离,$$
即视力表的设计距离)
$$X=CD+CW$$

老式的视力表灯箱使用的是日光灯管,比较厚,假设厚度是10cm,则镜子到墙面的距离为:$X=CD+CW=2.5+0.1=2.6m$

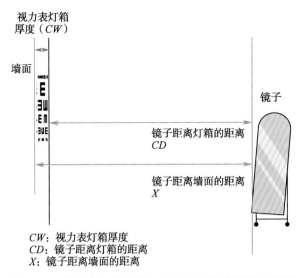

CW：视力表灯箱厚度
CD：镜子距离灯箱的距离
X：镜子距离墙面的距离

图 1-3-2　视力表灯箱有厚度，挂在墙上的实际检查距离

而实际上，当患者坐在灯箱前时，还要考虑到头的厚度。眼睛平面的位置会在视力表灯箱前的（图 1-3-3），我们需要的是眼睛平面到镜子中视力表的像的距离是测量距离 5m（图 1-3-3 中红色粗线段）。

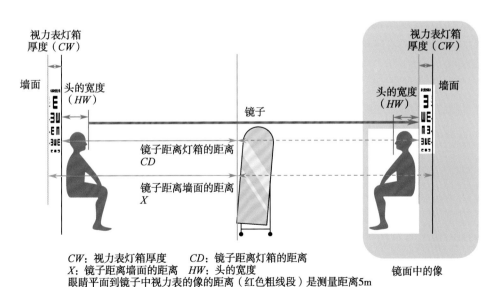

CW：视力表灯箱厚度　　　CD：镜子距离灯箱的距离
X：镜子距离墙面的距离　　HW：头的宽度
眼睛平面到镜子中视力表的像的距离（红色粗线段）是测量距离5m

图 1-3-3　当患者坐在灯箱前时，实际检查距离需要考虑被检查者头部的厚度

此时测量镜子到墙面的距离的计算过程为：

$$CD=X-CW$$

　　($X-CW-HW$)+CD= 视力表检查距离（视力表的设计检查距离）

　　上述方程合并后为：

$$(X-CW-HW) + (X-CW) = 视力表检查距离$$

$$2X-2CW-HW= 视力表检查距离$$

$$X=（视力表检查距离 +2CW+HW)/2$$

　　假设头的厚度是 20cm，视力表灯箱的厚度是 10cm，视力表检查距离是 5m（5m 视力表）则上述计算为：

$$X=（视力表检查距离 +2CW+HW)/2=(5+2×0.1+0.2)/2=2.7（m）$$

　　考虑到患者头围的大小差异，另外查视力时头后部也不会完全贴在灯箱上，所以如果头的厚度设置为 30cm 的话，X=（视力表检查距离 +2CW+HW)/2=(5+2×0.1+0.3)/2=2.75（m）。

　　这一结果将是 2.75m。教科书上提到的距离是 2.8m。

　　现在很多视力表都是使用比较薄的 LED 灯箱了，用设计检查距离是 5m 的视力表，如果视力表灯箱的厚度是 2cm（用 LED 灯灯箱）则镜子到墙面的距离为：

$$X=（视力表检查距离 +2CW+HW)/2=(5+2×0.02+0.2)/2=2.62（m）$$

　　2.62m 的距离已经非常短了，能满足多数验光室的需求。

　　如果使用 3m 的视力表，用 2cm 厚的灯箱，则计算结果是：

$$X=（视力表检查距离 +2CW+HW)/2=(3+2×0.02+0.2)/2=1.62（m）$$

　　如果验光室还是太小，需要使用 2.5m 的视力表，用 2cm 厚的灯箱，则计算结果是：

$$X=（视力表检查距离 +2CW+HW)/2=(2.5+2×0.02+0.2)/2=1.37（m）$$

　　1.37m 的距离够短，相信视力表可以放到所有的验光室使用了。

　　上述计算是要求检查时，患者的头部是要尽量贴着视力表灯箱的。如果患者的座位设置得太靠前（图 1-3-4），或者头部向前伸了，那还需要修正这一段"座位与视力表灯箱的距离"到公式中。为了避免计算复杂，所以我们都要求患者查视力时，头部尽量贴近视力表灯箱。

　　此外，我们所提的各类视力表的使用距离，是视力表在生产设计时就计算好的，使用时就按要求的距离使用，不可自行调整。比如，2.5m 的视力表上的 1.0 视标对设计的使用距离 2.5m 处正好形成 1 分视角。所以，一旦购买安置了 2.5m 的视力表，就只在 2.5m 查视力。上文中提到的距离变化，是指不同使用距离设计的视力表的差异，即：5m 视力表在 5m 查视力、3m 视力表在 3m 查视力、2.5m 视力表在 2.5m 查视力、40cm 视力表在 40cm 查视力的情况。也即是说，如果要避免前文提到的"中视力表误差问题"，只能更换视力表，使用"远用视力表"。

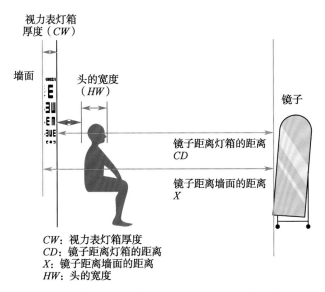

CW：视力表灯箱厚度
CD：镜子距离灯箱的距离
X：镜子距离墙面的距离
HW：头的宽度

图 1-3-4   患者的座位距离视力表灯箱有距离，头部没有贴近灯箱时的实际检查距离

如果实在是因为场地限制无法更换，那可以按第二节表 1-2-1 中提到数据估计患者真实的屈光度数。比如使用 2.5m 视力表的验光结果，与使用"无穷远"的理想视力表相比，会近视欠矫正 0.4D，那真实的验光结果就是在现有的结果上"增加 -0.4D"了，但这种方法估算的结果很粗糙，不推荐。

小   结

（1）视力表只能在其设计检查距离上使用，才能保证其标称的视力是"远视力"检查的结果。

（2）使用投影式视力表时，眼睛平面到投影幕（墙面）的距离要大于 3m（能够到 5m 更好）。

（3）使用电子视力表时，眼睛平面到显示屏的距离与视力表设置距离相同。

（4）用镜片反射减少检查距离时，镜子的放置位置公式为：X=（视力表检查距离 +2× 灯箱厚度 + 头的厚度）/2。实际计算中，可根据患者头的厚度变化和座位的变化调整相应数据做计算。

第四节　框架镜倾斜角增加后还是原来的屈光度吗

很多戴眼镜的朋友都发现,当我们把眼镜架翘起,增加框架镜的倾斜角后,看东西更清晰了。这是为什么,在配镜时有什么参考意义呢?

先做一个小试验,找一个 −6.00D 的镜片,在把镜片倾斜的过程中,通过镜片看到的像"变扁了"(图 1-4-1),这就是引入了水平方向柱镜的效果。

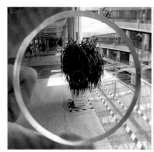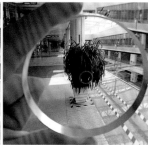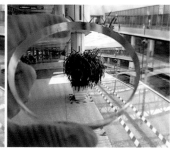

图 1-4-1　镜片倾斜会引入柱镜效果

框架镜倾斜角是指镜片的平面线与垂直线的夹角(图 1-4-2)。一般适合黄种人的眼镜倾斜角在 8°至 10°之间。

当倾斜角增加时,镜片的位置改变了,镜片对眼球产生的屈光效果也会改变。如图 1-4-2 所示的眼镜,如果球镜是 −8.00D,在①、②、③这三种戴镜方式下,产生的光学效果就不一样了。

我们平时所说的光学镜片的光度,是指在光学中心上,镜片平面垂直于视轴时的屈光效果。这里有两个条件:①视轴通过光学中心;②镜片平面垂直于视轴。但实际上我们的框架镜是有一定的倾斜角的。镜片倾斜时,镜片平面就不再垂直于视轴了,这时产生的光学效果就会发生变化,影响配戴效果。倾斜角越大,产生的额外的光学效果会越多。这种变化可以通过马丁公式(Martin formula)计算出来,说明如下。

马丁公式(Martin formula)的表述是:镜片倾斜后产生的光学效果:

新的球镜 New Sphere$=D(power @ 90) \times [1 + (sin\theta)2/2n]$

新的柱镜 New Cylinder$=D(power @ 90) \times (tan\theta)2$

θ:和垂直方向的夹角,即倾斜角。

$D(power @ 90)$:90 度轴向上的屈光力。

Axis is always @ 180:在垂直方向上变化倾斜角度,即倾斜角,新产生的柱镜轴向总是 180 度。

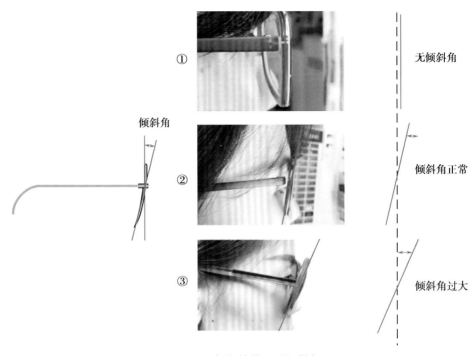

图 1-4-2　框架镜的不同倾斜角

n：镜片材料的折射率

现在假设我们有一片折射率是 1.66 的 −8.00D 的镜片，在倾斜角分别是 0°、10°、20°（对应图 1-4-2 中的①、②、③三种戴镜方式），镜片倾斜后产生的实际光学效果是（图 1-4-3）：

倾斜角为 0°，无倾斜：屈光度是 −8.00D。

倾斜角为 10°，代入马丁公式（Martin formula）计算：

新的球镜 New Sphere=D（power @ 90）×[1 +（$sin\theta$）2/2n]=（−8）×[1+（$\sin10°$）2/2×1.66]=−8.07D

新的柱镜 New Cylinder=D（power @ 90）×tan（θ）2=（−8）×（$\tan10°$）2=−0.25D

倾斜角为 20°，代入马丁公式（Martin formula）计算：

新的球镜 New Sphere=D（power @ 90）×[1 +（$sin\theta$）2/2n]=[−8]×（1+（$\sin20°$）2/2×1.66]=−8.28D

新的柱镜 New Cylinder=D（power @ 90）×[tan（θ）]2=（−8）×（$\tan20°$）2=−1.06D

这里多增加了 0.28D 的球镜和 1.06D 的柱镜，已经不少了，对视力的矫正影响很大。

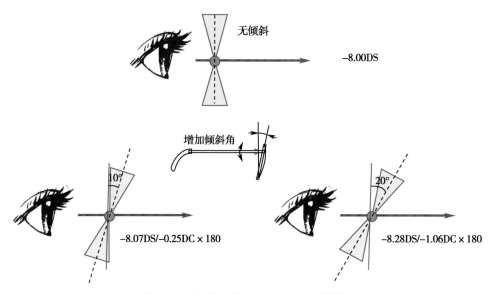

图 1-4-3　镜片倾斜后产生的实际光学效果

可见：对于近视眼镜来说，倾斜角增加，会同时增加球镜和轴在 180 度的柱镜效果。倾斜角越大，镜片光度越大，这种效应越明显。这解释了图 1-4-1 中为什么在把镜片倾斜的过程中，通过镜片看到的像会"变扁"。

同理计算正镜也一样，计算如下：

现在假设我们有一片折射率是 1.66 的 +8.00D 的镜片，在倾斜角分别是 0°、10°、20°（对应图 1-4-2 中的①、②、③三种戴镜方式），镜片倾斜后产生的实际光学效果是：

倾斜角为 0°，无倾斜：等效屈光度是 +8.00D

倾斜角为 10°，等效屈光度是：+8.07DS/+0.25DC×180

倾斜角为 20°，等效屈光度是：+8.28DS/+1.06DC×180

可见倾斜角增加对正镜也一样。

提　　示

（1）镜架的倾斜角会影响其光学矫正效果，主要与倾斜角和镜片光度（90°上的镜片屈光力）有关。倾斜角越大、90°上的镜片屈光力越大，镜片倾斜带来的光度变化越大。

（2）高屈光度眼镜避免选择倾斜角大的镜架。

（3）本文的推导解释了为什么近视患者把眼镜架翘起，增加框架镜的倾斜角后，近视有效光度增加，看东西更清晰。

（4）有的镜片生产公司，定制镜片时会同时测量患者选择的镜架，对高屈光度的处方会根据所选镜架的倾斜角计算补偿光度，使得患者戴有一定倾斜角的眼镜后，光度正好保持原有验光时的光度。这样的镜片做测量的话（因为是垂直与焦度计测量）会与要求定制的处方不同。

（5）镜架变形会带来额外的柱镜效果（如果是面弯增加，则是增加90°方向的柱镜效果），日常配戴要注意及时调整变形的镜架。

第五节　为什么隐斜测量的正常值是远距外隐斜小，近距外隐斜大

曾经有人询问笔者：为什么隐斜测量的正常值是远距外隐斜小，近距外隐斜大？

先查看一下隐斜测量的正常值是：远距 $1^{\triangle}\pm2^{\triangle}$ exo，即 $3^{\triangle}$ exo～$1^{\triangle}$ eso（3 棱镜度外隐斜到 1 棱镜度内隐斜）；近距 $3^{\triangle}\pm3^{\triangle}$ exo，即 $6^{\triangle}$ exo～0（6 棱镜度外隐斜到正位），所以确实是：远距外隐斜小，而近距外隐斜大。

一、什么是隐斜

融像性聚散能使双眼视轴保持一致，即使患者在张力性聚散情况下有内斜或外斜时，通过提高额外的融像性聚散使其双眼一致，即运动性融像，这种情况称为隐斜，即在双眼睁开时，在融像性聚散的作用下，双眼能保持注视同一物体。患者使用了融像性聚散代偿了隐斜，当此时用某种方式打破融像（如遮盖一眼），双眼就不再保持一致，出现眼位偏斜。可以理解为：隐斜是"自然"状态下双眼视轴的相对位置。

二、融像能力与隐斜、斜视

从上述融像与隐斜的描述看，眼位其实是二者的关系的表达，我们用图 1-5-1 来表达融像与眼位的关系。

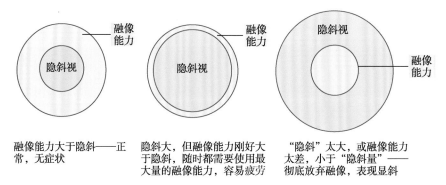

融像能力大于隐斜——正常，无症状

隐斜大，但融像能力刚好大于隐斜，随时都需要使用最大量的融像能力，容易疲劳

"隐斜"太大，或融像能力太差，小于"隐斜量"——彻底放弃融像，表现显斜

图 1-5-1　融像与眼位示意图

"融像"是指大脑的功能，不是眼睛的功能。其实测量"正 / 负融像性聚散"是指大脑对不同隐斜的"纠错、容错"能力，这种能力越强，则对隐斜的容忍性

也越好。就是说，可能隐斜很大，但其"正 / 负融像性聚散"能力很强，那么其症状就不明显，甚至没有症状；如果其"正 / 负融像性聚散"能力差，则视疲劳症状就会明显了。即使隐斜不大或正常，但如果"正 / 负融像性聚散"能力很差，说明大脑对隐斜的容忍性很差，则视疲劳症状也明显，这就是融像性聚散减低。

三、为什么隐斜测量的正常值是远距外隐斜小，近距外隐斜大

理论上看远时，双眼视轴平行，集合需求是 0；看近 40cm 时，集合需求是 $15^\triangle$。看近比看远时集合需求大。隐斜是"自然"状态下双眼视轴的相对位置。看近时如打破融像，双眼的相对"自然"位置也会偏向于外，所以，隐斜测量的正常值是远距外隐斜小，近距外隐斜大。只要融像能力是正常的，这些隐斜由融像代偿而无症状。

第六节 眼镜配装不当会造成斜视

最近有人询问笔者:如果眼镜的光学中心与瞳孔中心不匹配,会不会造成斜视?

配镜时,都要求眼睛从镜片的光学中心看出去,所以我们在验配时都会测量配戴者的瞳距,一些特殊设计的镜片,如渐变多焦点镜,还要求测量瞳高。即:在水平和垂直方向都要求镜片光学中心与视轴一致。临床实际测量瞳距时用的参考标准是笔灯在角膜上的反光点,这个反光点其实并不是对应着视轴的,与视轴会有一些误差,但这种误差不大,不影响配装眼镜。

那如果镜片的光学中心与视轴不一致会有什么影响呢?

我们分别从水平和垂直两个方向分别讨论和计算:

一、瞳距测量或眼镜配装误差:水平方向镜片光学中心与视轴不一致

举例1:一双眼光度均为 -8.00D 的近视镜,患者的瞳距是 62mm,但装配时双眼镜片的光学中心距是 70mm,比瞳距大(即镜片的"瞳距"太大了,镜片装得太开了)。

当光学中心距比瞳距大的时候,负镜产生了底在内的三棱镜效果(图1-6-1)。

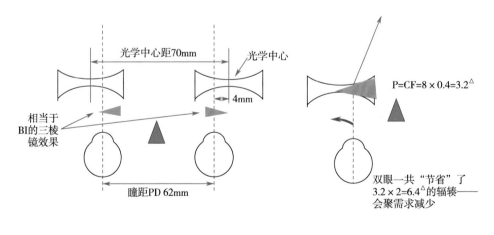

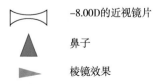

图 1-6-1 光学中心距比瞳距大时负镜产生的底在内的三棱镜效果示意图

该效果按棱镜效果的公式 $P=CF$（C 为视线偏离镜片光学中心的距离，cm 为单位；F 为镜片在该子午线上的屈光力）计算。每眼产生了 $3.2^{\triangle}$BI 的三棱镜效果，双眼一共产生 $6.4^{\triangle}$BI 的三棱镜效果。即是：双眼一共"节省"了 $3.2^{\triangle} \times 2=6.4^{\triangle}$ 的辐辏——会聚需求减少。当长期戴这样的眼镜时，双眼总是少用辐辏以保持融像，看近时要使用调节，而辐辏被三棱镜效果减少了，会使得调节辐辏的正常关系被打乱，AC/A 会变小，容易发生外隐斜，或外隐斜变大。

举例 2：一双眼光度均为 −8.00D 的近视镜，患者的瞳距是 62mm，但装配时双眼镜片的光学中心距是 54mm，比瞳距小（即镜片装得太近了）。

当光学中心距比瞳距小的时候，负镜产生了底在外的三棱镜效果（图 1-6-2）。

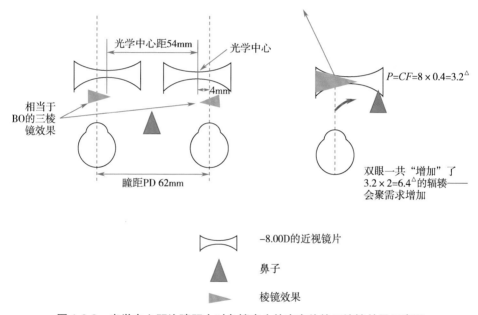

图 1-6-2 光学中心距比瞳距小时负镜产生的底在外的三棱镜效果示意图

该效果按棱镜效果的公式 $P=CF$（C 为视线偏离镜片光学中心的距离，cm 为单位；F 为镜片在该子午线上的屈光力）计算。每眼产生了 $3.2^{\triangle}$BO 的三棱镜效果，双眼一共产生 $6.4^{\triangle}$BO 的三棱镜效果。即是：双眼一共"增加"了 $3.2^{\triangle} \times 2=6.4^{\triangle}$ 的辐辏——会聚需求增加。当长期戴这样的眼镜时，双眼总是要多用辐辏以保持融像，会使得调节辐辏的正常关系被打乱，AC/A 会变大，容易发生内隐斜，或者内隐斜变大。

举例 3：一双眼光度均为 +8.00D 的远视镜，患者的瞳距是 62mm，但装配时双眼镜片的光学中心距是 70mm，比瞳距大（即镜片装得太开了）。

当光学中心距比瞳距大的时候，正镜产生了底在外的三棱镜效果（图 1-6-3）。

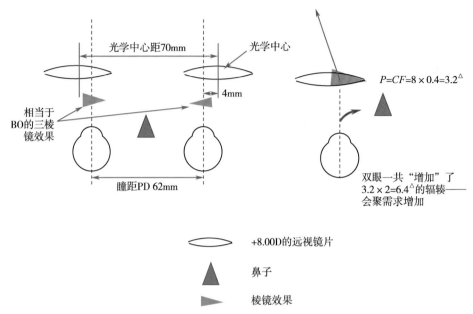

$P=CF=8 \times 0.4=3.2^{\triangle}$

双眼一共"增加"了
$3.2 \times 2=6.4^{\triangle}$ 的辐辏——
会聚需求增加

⬭ +8.00D 的远视镜片

▲ 鼻子

▶ 棱镜效果

图 1-6-3 光学中心距比瞳距大时，正镜产生了底在外的三棱镜效果

该效果按棱镜效果的公式 $P=CF$（C 为视线偏离镜片光学中心的距离，cm 为单位；F 为镜片在该子午线上的屈光力）计算。每眼产生了 $3.2^{\triangle}$BO 的三棱镜效果，双眼一共产生 $6.4^{\triangle}$BO 的三棱镜效果。即是：双眼一共"增加"了 $3.2^{\triangle} \times 2=6.4^{\triangle}$ 的辐辏——会聚需求增加。当长期戴这样的眼镜时，双眼总多用辐辏以保持融像，会使得调节辐辏的正常关系被打乱，AC/A 会变大，容易内隐斜，或内隐斜变大。

举例 4：一双眼光度均为 +8.00D 的远视镜，患者的瞳距是 62mm，但装配时双眼镜片的光学中心距是 54mm，比瞳距小（即镜片装得太近了）。

当光学中心距比瞳距小的时候，正镜产生了底在内的三棱镜效果（图 1-6-4）。

该效果按棱镜效果的公式 $P=CF$（C 为视线偏离镜片光学中心的距离，cm 为单位；F 为镜片在该子午线上的屈光力）计算。每眼产生了 $3.2^{\triangle}$BI 的三棱镜效果，双眼一共产生 $6.4^{\triangle}$BI 的三棱镜效果。即是：双眼一共"节省"了 $3.2^{\triangle} \times 2=6.4^{\triangle}$ 的辐辏——会聚需求减少。当长期戴这样的眼镜时，双眼总是少用辐辏以保持融像，会使得调节辐辏的正常关系被打乱，AC/A 会变小，容易发生外隐斜，或外隐斜变大。

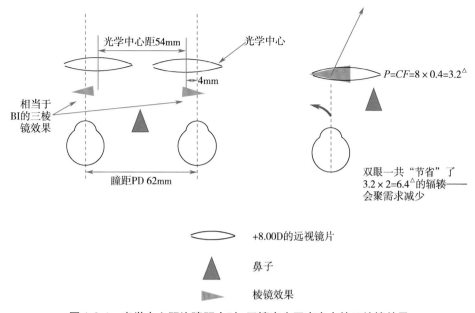

图 1-6-4　光学中心距比瞳距小时，正镜产生了底在内的三棱镜效果

二、镜片配装得一侧高一侧低、配装误差或镜架变形：垂直方向镜片光学中心与视轴不一致

镜片配装正确时，双眼镜片的中心在垂直方向都应该与瞳孔中心一致，镜片中心在瞳孔水平线高度上。如果镜片装得一边高一边低，或者镜架变形了，戴镜时一边镜片位置高，一边镜片位置低，其中一眼就从镜片的上方或下方看出去，（相对另外一眼从镜片中心看出了）从镜片的上方或下方看出去的眼前的镜片就会形成底在上或底在下的三棱镜效应（图 1-6-5）。这种情况会使一眼强迫向上看，一眼强迫向下看，或代偿头位。

举例 5：一双眼光度均为 −8.00D 的近视镜，装配时双眼镜片安装的高度不同，右眼镜片比左眼镜片的安装高了 5mm，左眼视轴通过镜片光学中心（图 1-6-6）。

此时，该效果按棱镜效果的公式 $P=CF$（C 为视线偏离镜片光学中心的距离，用厘米为单位；F 为镜片在该子午线上的屈光力）计算，右眼前产生底在下的 $4^{\triangle}$ 三棱镜效果（$P=CF=0.5×8=4^{\triangle}$）。如果产生的棱镜效果大，单眼上转不能代偿所需的棱镜度时，融像被打破，会出现复像。如果产生的棱镜效果不大，单眼上转能代偿以保持双眼透过镜片视物时视线平行而保持融像。长期戴这样的眼镜，会造成垂直眼位的异常、垂直位隐斜，或者患者代偿头位（歪斜着脑袋视

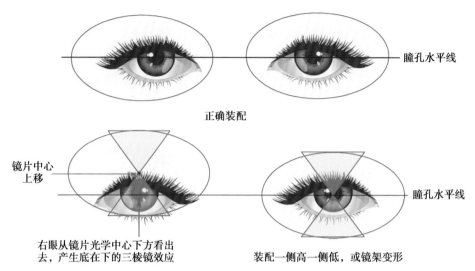

右眼从镜片光学中心下方看出去,产生底在下的三棱镜效应

装配一侧高一侧低,或镜架变形

图 1-6-5 镜片配装得一侧高一侧低,会形成底在上或底在下的三棱镜效应

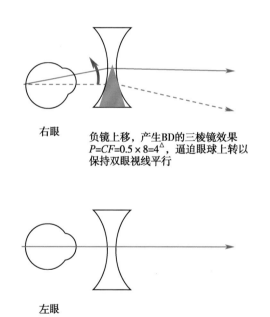

右眼

负镜上移,产生BD的三棱镜效果
$P=CF=0.5 \times 8=4^{\triangle}$,逼迫眼球上转以保持双眼视线平行

左眼

图 1-6-6 镜片一侧高一侧低时,"一眼向上看,一眼向下看"

物)。代偿头位时(总是习惯歪着头视物),通过头位的变化,使得双眼都通过镜片的光学中心看出,减少棱镜效果(图1-6-7)。

配戴者也可能会自行调整镜架,使镜架一侧高一侧低(特意让镜架变形),与镜片光学中心的高低不一致正好抵消。

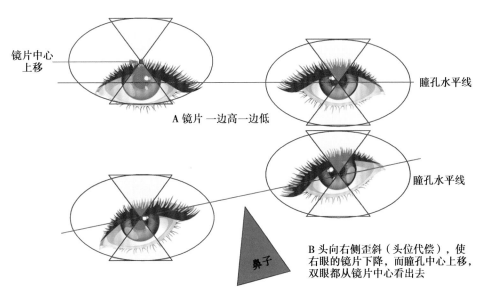

图 1-6-7 代偿头位时,通过头位的变化,使得双眼都通过镜片的光学中心看出,减少棱镜效果

小 结

当框架镜配装不当,或瞳距测量错误,或镜架变形时,会产生棱镜效应,对眼位产生影响,造成视疲劳等不良影响,总结为表 1-6-1。

表 1-6-1 框架镜配装不当对眼位的影响

	描述	镜片光学中心距与瞳距	产生的棱镜效果	对眼位的影响	不良影响
近视镜	两侧镜片装配得过于分开	镜片光学中心距>瞳距	底在内 BI	双眼强迫外转更多	容易外隐斜;视疲劳
近视镜	两侧镜片装配得过于靠近	镜片光学中心距<瞳距	底在外 BO	双眼强迫内转更多	容易内隐斜;视疲劳
远视镜	两侧镜片装配得过于分开	镜片光学中心距>瞳距	底在外 BO	双眼强迫内转更多	容易内隐斜;视疲劳
远视镜	两侧镜片装配得过于靠近	镜片光学中心距<瞳距	底在内 BI	双眼强迫外转更多	容易外隐斜;视疲劳
近视、远视镜	镜片一侧高,一侧低	镜片光学中心一边高一边低	底在上或底在下(视镜片性质而不同)	一眼强迫向上看,一眼强迫向下看	容易垂直位隐斜或代偿头位;视疲劳

为什么 BI 的棱镜会诱导外隐斜呢?

在特定的距离,集合需求是固定的,使用 BI 的棱镜时,棱镜替代了部分集合，集合需求变少了，双眼付出的集合减少了，久而久之，"用进废退"，集合能力下降，外隐斜。

同理，为什么BO的棱镜会诱导内隐斜呢？

在特定的距离，集合需求是固定的，使用BO的棱镜时，棱镜增加了集合需求，集合需求变多了，双眼付出的集合增加了，久而久之，习惯性多用集合，内隐斜了。

如果水平和垂直方向的配装都出现错误，那就会出现双重的叠加影响。如果诱发的隐斜很严重，有可能会变为显斜视。

临床中我并不会去记忆上表，而是通过画图来具体判断。

提示准确测量瞳距，瞳高很重要；正确配装眼镜很重要；定期调整镜架很重要；镜架变形要及时调整很重要。

我们不建议、不提倡网络配镜，但如果确实是网络配镜的请一定要复核镜片的配装是否合格。

第七节 压贴三棱镜的临床应用

一、三棱镜的应用

当眼睛通过棱镜看物体时，棱镜在眼睛前的放置位置、方向会影响眼睛对物体方位的知觉（图 1-7-1），或者说三棱镜可以改变视线的方向。

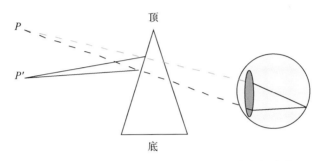

图 1-7-1 通过棱镜视物，物像向棱镜顶的方向移动

斜视时，双眼的"视线不一致"，视线不能注视同一个目标，利用三棱镜"改变视线方向"的特点，可以解决一些问题。棱镜可以放在一眼前，也可以分于双眼，都能达到同样的效果（图 1-7-2、图 1-7-3）。

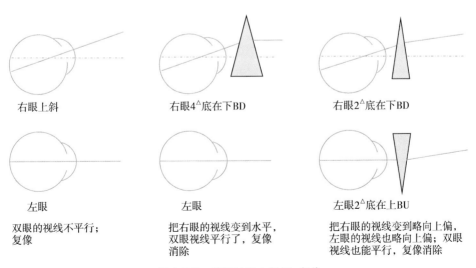

图 1-7-2 棱镜处理上斜视、复像

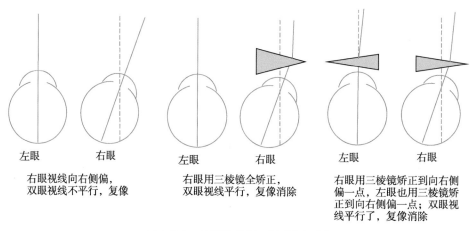

左眼 右眼

右眼视线向右侧偏，
双眼视线不平行，复像

左眼 右眼

右眼用三棱镜全矫正，
双眼视线平行，复像消除

左眼 右眼

右眼用三棱镜矫正到向右侧
偏一点，左眼也用三棱镜矫
正到向右侧偏一点；双眼视
线平行了，复像消除

图 1-7-3 棱镜均分于双眼"内与内"

低度数的三棱镜效果还可以通过对球柱镜的移心获得，具体计算方法可以参阅我们2017 年出版的《视光医生门诊笔记》第五章第九节内容。

然而传统的三棱镜厚重，做成眼镜以后外观很不美观，且色散严重。全光谱的太阳光通过三棱镜时，由于不同波长的光的折射率不同，会产生严重的色散效应（图 1-7-4）。所以一般能做到框架镜光学镜片上的三棱镜度数都不高，很难做到 7[△]（棱镜度）以上，也就是说，最多只能处理 14[△] 的斜视问题。如果需要更多的棱镜度，只能使用压贴三棱镜了。

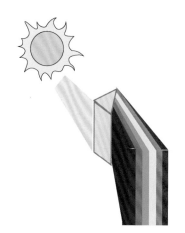

图 1-7-4 三棱镜的色散效应示意图

二、压贴三棱镜的光学原理

压贴三棱镜也称为 Fresnel（菲涅耳）棱镜或膜状压贴三棱镜（图 1-7-5），是法国工程师 Augustin Fresnel 1822 年发明的（所以以 Fresnel 的名字命名）。棱镜的屈光度只与棱镜的表面夹角和材料本身的屈光指数有关，而与棱镜的厚度无关（图 1-7-6）。

压贴三棱镜是由一系列缩小的传统棱镜紧密排列、平铺在一张薄塑料板上构成。这种光学设计在保持光学效果的同时把传统棱镜的直径从 40mm 缩小到 2mm，底的厚度可以从 10mm 缩小到 0.5mm，又轻又薄（见图 1-7-6）。同样，球镜也可以用这种方式减少镜片厚度（压贴球镜可做 -14～+16D）（图 1-7-7）。

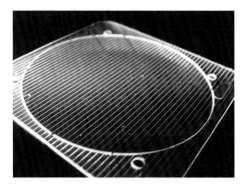

图 1-7-5　压贴三棱镜

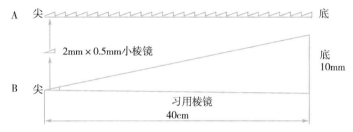

图 1-7-6　压贴三棱镜的光学原理示意图

A. 压贴三棱镜（Fresnel/ 菲涅耳透镜），B. 传统三棱镜，二者的光学效果是等同的

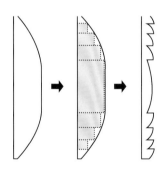
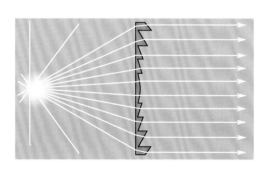

图 1-7-7　压贴球镜的原理

　　不管是压贴棱镜还是压贴球镜（图 1-7-8），无论屈光力多大，镜片的厚度都做到只有 1mm。压贴三棱镜用特殊塑料制成，可以压贴在普通眼镜片上，可在原有的屈光效果（近视、远视镜）上叠加三棱镜效果。如果需要改变三棱镜度数时，重贴一个就好，不用更换眼镜。压贴镜最高可以做到 40$^\triangle$，即双眼最多可以治疗斜视的度数可达到 80$^\triangle$。

　　但是压贴三棱镜也有缺点：

（1）棱镜的反射作用会影响视力，度数越大越明显，高于 20$^\triangle$时可以使视力由 1.0 降至 0.5；如高于 15$^\triangle$时会引起明显的视物变形、模糊和对比敏感度降低。

（2）存在视物变形及失真现象，且视物有跳动感。

（3）不美观。

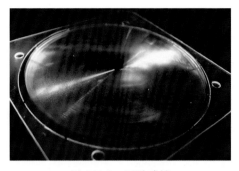

图 1-7-8　压贴球镜

所以压贴三棱镜不能完全代替传统三棱镜。临床上多采用 20$^\triangle$以下的压贴三棱镜。

有的患者不能适应三棱镜，会出现视物失真感。所以，做三棱镜验配的患者都要进行 20 分钟的试戴适应测试。低度数的三棱镜可用镜片箱中的棱镜片，高度数用块状三棱镜试戴，再给予处方配镜。

如不能适应的，要尝试减少棱镜度，或放弃。

三、压贴三棱镜的适应证

（1）斜视手术后过度矫正或矫正不足的，为斜视术后残余斜视提供稳定的融合。

（2）小度数儿童斜视，不够手术量的。

（3）有症状的隐性斜视或旋转斜视、垂直斜视。

（4）不适合手术的斜视。

（5）因患者全身状况不好或因心理恐惧不能及时做手术或不能做手术的。

（6）手术效果不易预期且又不能建立双眼融合的恒定和间歇性斜视。

（7）非共同性斜视。

（8）特发性眼球震颤的歪头视物现象，三棱镜基底部向优势注视方向的对侧放置，从而使代偿头位消失（可参考《视光医生门诊笔记》第五章第十节内容）。

（9）一些特殊类型斜视，包括 DVD（垂直分离性斜视）、眼眶壁骨折等外伤所致的麻痹性斜视和动眼神经麻痹等。

四、压贴三棱镜的安装操作方法

（1）确认包装，核对压贴镜的参数是否正确，是否与包装一致（图 1-7-9，图 1-7-10）

（2）阅读处方，确定压贴棱镜的基底方向。压贴棱镜标有"base"的一端即为基底端，将压贴棱镜的光滑面紧贴眼镜片内面。

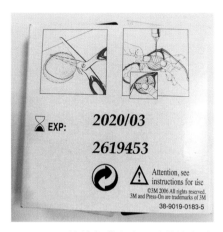

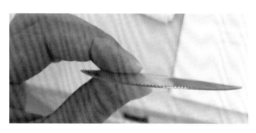

图 1-7-9　镜片包装上有压贴镜的安装
使用说明书

图 1-7-10　镜片很薄（1mm）

（3）底在内/外时镜片的直线要垂直；底在上/下，镜片的直线要平行
（图 1-7-11～图 1-7-13）。

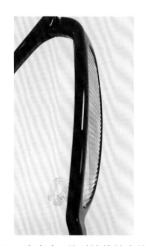

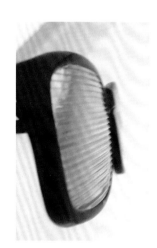

图 1-7-11　底在内/外时镜片的直线要垂直

图 1-7-12　底在上/下，镜片的直线要平行

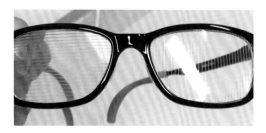

图 1-7-13　右眼底在上/下，镜片的直线平行；左眼底在内/外，镜片的直线垂直

（4）用笔沿原有镜片的内缘，点／画标记出压贴镜片的形状（图 1-7-14，图 1-7-15）。

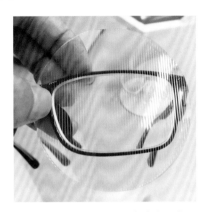

图 1-7-14 标记压贴镜片的形状

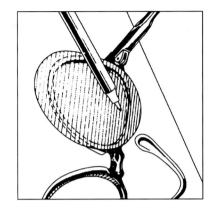

图 1-7-15 用笔沿原有镜片的内缘，点／画标记出压贴镜片的形状

（5）用剪刀沿标记剪出压贴镜片的外边，剪刀刃与压贴镜片成锐角；或将框架镜片取下，直接比对压贴棱镜剪裁（图 1-7-16，图 1-7-17）。

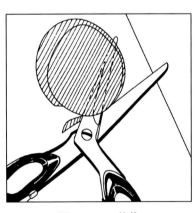

图 1-7-16 剪裁

图 1-7-17 剪下的压贴镜废料

（6）清洗框架镜片和压贴镜片表面，去除灰尘和油腻。

（7）用一干净容器装水，将眼镜和压贴镜片浸入水中，再次确认棱镜的基底方向。（将裁剪好的压贴棱镜对一物体，观察物像移动，物像向尖端漂移，则反向为基底。）

（8）保证棱线平行／垂直。在水中，使压贴镜片光滑面和眼镜表面紧密相贴，并通过滑动固定好压贴镜片的位置。用拇指由压贴镜片的中心向四周赶出气泡。

（9）从水中取出眼镜时，保持压贴镜片不移动。检查两镜片之间有无污物或气泡（光线较暗的背景下容易发现）。若有，则要移开镜片重新压贴。

（10）自然晾干24小时后可以使用（图1-7-18）。

（11）压贴镜片可反复压贴，就像手机的贴膜。

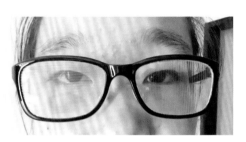

图1-7-18　患者戴着压贴棱镜的眼镜

第八节　用眼视光知识分析"手机验光"的原理

今天有朋友发来一篇标题是"用手机就能验光了！这家公司将摧毁全球眼镜店"的文章，询问大家都在玩的一款 APP，是不是真的这么神奇？看标题瞬间觉得这是眼视光强人工智能到来了吗，机器在验光上战胜了人类？

仔细阅读并且自己下载了这个 APP 后，发现了几个问题，提出了几个观点与大家分享。

一、手机并非"验光"，而是测量镜片的屈光度

仔细读一下，才发现原来文章想表达的是：可以用手机 APP 测量框架眼镜的屈光度，而不是对人眼验光。文中提到："按要求对着镜子给眼镜片拍照，度数、散光、轴位等所有配镜数据，瞬间便被读取出来！任何人都能操作。"

1. 其实这是一个"焦度计"

这其实是让手机成为一个焦度计。焦度计是一种检测眼镜屈光度的光学工具，是验光配镜必备的工具，而且是质检局对眼镜店这类提供验光服务的机构每年定期"强制检查"的必需设备。而且焦度计的设备精度是 0.01D。安装一个手机 APP 就取代了焦度计。是否可能？

2. 为什么手机能当焦度计用

戴过眼镜的人都知道，近视眼戴框架镜有"缩小"的效果，眼镜距离眼睛越远，缩小效果越明显，这叫做"放大率"。眼镜放大倍率定义为：屈光不正眼戴矫正眼镜视远物所成视网膜像的大小与不戴矫正眼镜看同一物体时视网膜像大小的比值。其计算公式为：$M = \dfrac{1}{1-dF}$，式中，M 为眼镜放大倍率，F 为矫正镜片的屈光度，d 为镜片后顶点至眼物方主点的距离。由上式可以看出，对于正透镜而言，眼镜的放大倍率总是大于 1（视物放大），对于负透镜而言，眼镜的放大倍率总是小于 1（视物缩小）。简单地说就是镜片距离眼睛越远，放大效应越明显。如图 1-8-1 所示，把一片 +9.00D 的正透镜置于眼前一臂距离，透过镜片所见物像明显放大；如图 1-8-2 所示，把一片 −9.00D 的负透镜置于眼前一臂距离，透过镜片所见物像明显缩小。由于框架眼镜有放大率的存在，所以我们凭肉眼也可以简单判断一下，近视眼镜的度数高低。如果能把这个过程量化，就可以精确计算镜片屈光度。

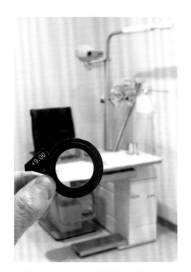

图 1-8-1　正透镜的放大效应

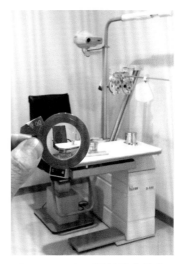

图 1-8-2　负透镜的缩小效应

从上述放大率的公式看，如果能分析物体的物理尺寸和通过镜片看到的像的尺寸的关系，结合镜片到物体的距离就可以计算出该镜片的屈光度了！

我们认为这款 APP 就是用的这个原理。通过手机的摄像头与镜片的距离（从紧贴镜片到距离 20cm 处，即为公式中的"d"）变化（图 1-8-3、图 1-8-4）过程中拍摄到的镜面中的二维码像的放大或缩小的变化（可计算出公式中的"M"），按放大率公式计算镜片的屈光度 F。其中轻度晃动手机即是在不同的方向测量镜片的屈光度以确认，以此获得镜片的散光度数。这实际上就是一个已知 M 和 d，求 F 的一元一次方程，很简单，理论上可行的。

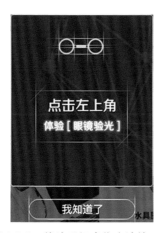

图 1-8-3　能让手机当焦度计的 APP

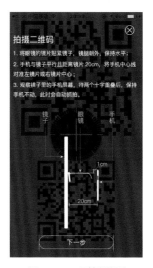

图 1-8-4　测量说明

3. 手机 APP 做焦度计准确吗

问题来了:按公式,镜片检测时的检测距离"*d*"很重要,其精度要求至少是以 0.1mm 为单位计量的。镜片度数越高,对镜片的影响越大。用手机测量很难保证正好是 20cm。多 1cm 都会对屈光度测量造成较大的误差。

另外,用焦度计测量时会有卡住镜片的夹子,不仅是为了保证测量距离稳定,还同时是为了让镜片的光学中心对准测量仪,如果测量点不在光学中心,测量出来也是有误差的。而手机测量无法保证测量点对准的是光学中心。

4. 验光不是测光

其实这个使用手机 APP 检测框架眼镜度数的过程,专业上叫做是"测光"。测光是规范验光中的一个小步骤,是为了了解原来戴的眼镜的度数、瞳距等指标,其对象是眼镜而非人眼。这种检查在焦度计上就是几秒钟就完成的事情,而且精度很高。验光是指对人眼的屈光状态、视功能等的检查,一个熟练的验光师一般也需要 10～15 分钟的检查和沟通才能完成,其中提供的信息量更是天壤之别。所以验光与测光是完全不同概念,而文中提的 30 分钟是验光,而 APP 测量眼镜度数(测光)只要半分钟,风马牛不相及……

有时验光师做大量的检查分析就是为了确认是多给 25 度(0.25D)还是少给 25 度,如果这个 APP 的测量结果一下就产生 50 度、100 度甚至更高的误差呢?用 APP 测量获得的镜片度数令人怀疑,如果就用其测量所得度数去配镜,那对眼睛的损害就很大了。

5. 准确度有没有科学论证

目前对镜片屈光度测量用的"标准"就是焦度计,而文中提到的这个 APP 的准确度高达 95% 不知是什么依据?这个 95% 的准确度不知是以什么测量工具来对照的?有没有科学论证? 眼镜店验光仪 90% 的准确度又是以什么标准对照的?即使真的是想了解自己的眼镜度数,随便拿到眼镜店请帮测量一下,既快捷又准确,而且这种服务多数是免费的。

小 结

我们认为手机 APP 能验光原理上可行,根据放大率和测量距离计算镜片屈光度,但是精度低、准确性差、重复性差。亲测测量效率低、速度慢,不如在专业焦度计上几秒钟获得结果的效率。测光不是验光,更不可取代验光,所以,APP 验光更像是一种自娱自乐的小游戏。

二、的确还有一种手机验光的软件,但仍然不能代替验光

之前有一位网友看我们公众号的文章后留言,表示的确看到有一种不是对眼镜测光,而是对人眼验光的手机 APP,而且的确看到了现场演示,真的可以

验光,那又是怎么回事呢?

原来使用时手机上搭配一个可以测量距离的附件,检查者用一个视标,从远到近向患者移动,当患者报告看清楚视标时即停止,就可以完成验光了。

听完这种手机验光 APP 的描述,我们就知道,这其实是利用了 $F=1/f$ 的公式来进行验光的,通过测量近视患者的远点来计算其近视程度。

近视眼的远点是在眼前有限的近距离的,其远点的倒数就是近视度数。比如 −2.00D 的近视眼,其远点在 $f=1/F=1/2=0.5m=50cm$ 处,也即是当视标从远到近刚好在 50cm 处患者报告视标清晰的话,那他眼镜的近视度数就是 −2.00D。这种验光方法理论上是可行的(图 1-8-5)。

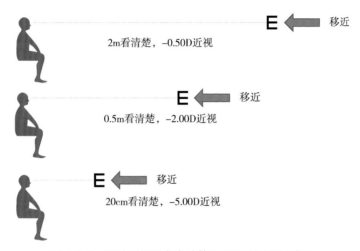

图 1-8-5 通过测量远点来计算近视程度过程示意图

但是,这里有几个问题:

(1)远点的倒数是近视度数,所以近视度数越低,其远点越远;近视度数越高,远点越近(表 1-8-1)。所以,当近视度数不高时,远点比较远,即使有测量误差,对近视度数的计算也影响不大。但是遇到高度近视时,这种方法带来的误差会很大。如表 1-8-1 所示,−12.00D 以上的高度近视,远点每变化 1cm 对应的屈光度变化就有 2D。也就是说,对于高度近视,手机前后多移动或少移动一点点,就会带来很大的测量误差。

(2)远点测量的精确度依赖于患者对"清晰度"的主观感受,而这种个体差异会很大,进一步影响这种手机验光的精度。

(3)散光眼要求在不同的子午线方向判断远点,也许可以通过在眼前放置一个裂隙片来实现对子午线方向的远点测量,但涉及散光的轴向问题,精确度会差很多。如何精确测量散光的轴向也是一个新的问题(可以采用散光盘,但还是比较粗糙)。

表 1-8-1 近视眼的远点与近视程度的关系

近视度数 /D	远点
-1	100.0cm
-2	50.0cm
-3	33.3cm
-4	25.0cm
-5	20.0cm
-6	16.7cm
-8	12.5cm
-10	10.0cm
-12	8.3cm
-14	7.1cm
-16	6.3cm

（4）远视眼的远点是在眼球后的，用这种方法无法测量。

（5）低度近视者需要另外一个人拿着手机协助测量，无法自己完成"手机验光"。

所以，这种靠测量远点来验光的手机验光 APP，对低度单纯性近视来说还可以，但对高度近视、散光、远视则很难说准确了。

第九节　如何采集一个合格的角膜地形图

硬性角膜接触镜的验配，包括角膜塑形和 RGP，其本质是通过对角膜形态的精确测量，设计与角膜形态匹配一致的镜片，以获得良好的中心定位和光学矫正效果，所以可以认为是对角膜的"量体（测量角膜形态）裁衣（定制硬性接触镜）"。临床验配中对角膜形态的测量手段，包括角膜曲率计、电脑验光仪自带的角膜曲率仪、IOL-Master 等眼球生物测量设备、角膜地形图等。而其中最重要的检查是角膜地形图。

"量体"是非常重要的环节，所以我们常常说好的角膜地形图采集意味着验配成功了一半。角膜地形图采集受到很多因素的影响，如果未控制好采集测量要素的话，对同一个角膜多次采集的地形图可能都有较大的差异。以下介绍我们"采集一个合格的角膜地形图"的经验。

一、采集范围尽量大

采集到的"伪彩色"地形图数据覆盖的范围要尽量大。一般水平方向都能采集到足够大的角膜范围的地形图数据，但是很多患者睑裂较小，垂直方向上角膜暴露少，所以垂直方向比较难采集到完整的数据。如果数据不完整，则对 simK、e 值等的计算都会产生较大误差。一般上下方采集到的数据都大于 4mm 为佳。

深眼眶，长睫毛，眼睑形态特殊，造成角膜地形图采集到的角膜范围小，数据不全面。尤其亚洲人睑裂小，上眼睑位置低（图 1-9-1），测量的时候更要注意，应要求被检者尽量睁大眼睛。有的人睑裂小，角膜暴露不完整，可嘱患者自行拉开下眼睑，尽量不拉上眼睑以避免拉扯的眼睑对角膜压迫造成额外的角膜散光。如

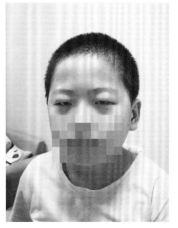
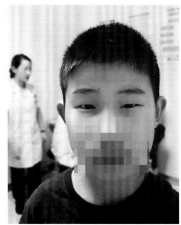

图 1-9-1　亚洲儿童常见睑裂小，上眼睑位置低

患者眼睑形态是类似上睑下垂的"上低型"，可让另外一人协助提起其上眼睑，但不可压迫到眼球。有的角膜地形图可以让眼球向不同方向注视后测量平视时被眼眶、睫毛、眼睑等遮挡的角膜部分，再合并"拼接"角膜地形图，获得完整的合成角膜地形图结果。但这种"拼接"的地形图，因为要求采集时注视不同的方向，注视方向变化较大，所以周边测量出来的地形图结果未必准确，我们一般不使用。

　　有的儿童鼻梁扁平，小 Placido 盘的锥桶无法推进到测量位置，或者配合不佳，只能选择大 Placido 盘的地形图系统（图 1-9-2）。

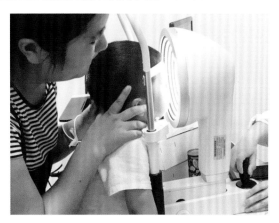

图 1-9-2　大 Placido 盘角膜地形图

二、角膜表面分泌物、异物等的影响

　　角膜表面分泌物、异物、角膜上皮水肿、炎症等。这些因素在角膜地形图上常常会表现为高曲率区域，采集角膜地形图图像时要注意鉴别。如图 1-9-3 所示，是同一眼的角膜地形图，A 是角膜中央有一黏性分泌物，B 是几次瞬目后再测量消失了。所以，测量时，要注意让被检者适当瞬目，使得泪液分布均匀。

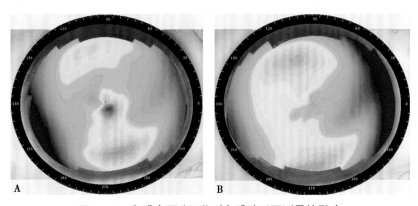

图 1-9-3　角膜表面分泌物对角膜地形图测量的影响

三、巧用睫毛贴

如图 1-9-4 所示，儿童角膜散光大，需要做角膜塑形，我们需要了解 chord 直径 8mm 处的矢高差，这就需要地形图的采集范围足够大才能测量准确。但这个儿童上眼睑睫毛浓密而且比较长并向前下方生长，在地形图采集时，由于上睑浓密的睫毛遮挡，上方的地形图数据采集不到（蓝色箭头所示）。我们多次测量，即使尝试用手指拉开上方眼睑，仍无法获得满意的采集效果。

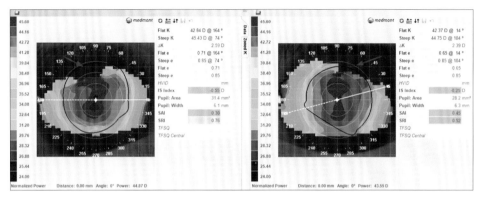

图 1-9-4　浓密的上眼睑睫毛遮挡住上方角膜区域（蓝色箭头所示）

最后我们使用做屈光手术时用的睫毛贴，暂时把睫毛粘在眼睑皮肤上（图 1-9-5）再采集地形图，结果获得了满意的采集结果（图 1-9-6）。这种方法不但能解除睫毛的遮挡，还避免用手指拉眼睑造成的对角膜压力的变化而造成角膜曲率的改变，避免了地形图测量误差。

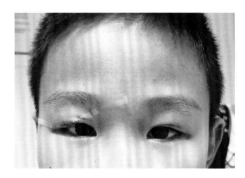
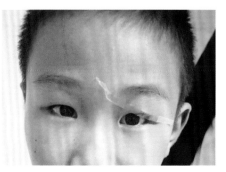

图 1-9-5　用睫毛贴贴住睫毛

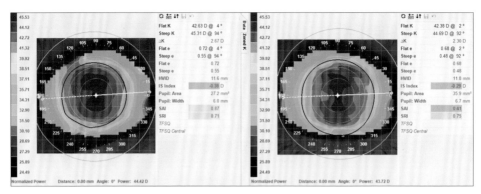

图 1-9-6 贴住睫毛后采集的地形图

四、测量距离对地形图的影响

基于 Placido 盘的角膜地形图测量原理，是通过地形图软件对角膜上所成的 Placido 像的数据量化分析来做到的。这就像儿童乐园的哈哈镜，哈哈镜（相当于角膜）不是平面而是曲面，镜像（相当于 Placido 像）在曲面上会扭曲变形，如果对扭曲变形的镜像（Placido 像）做量化分析就可以反推导出哈哈镜的物理形态（角膜曲率）。

但镜像的形态和大小（Placido 像）还和距离（角膜到地形图摄像头的距离）有关。如果物体距离哈哈镜远，则成像变小，反之成像变大。所以地形图要求被测量的角膜都在一个统一的距离，也就是要求一个"测量基准线"。所以，地形图软件设计要求角膜必须在眼前特定的距离采集的像才是可用于做地形图计算分析的。有的地形图（比如 Medmont 地形图）系统内设一个采集图像的评分系统，总分 100 分，图像采集时，越接近这个系统要求的特定距离，评分会越高（图 1-9-7）。这也是为什么在采集地形图时，把 Placido 锥桶从远方向角膜方向推进时，评分逐渐提高的原因。只有当角膜在这个系统要求的特定距离下采集时，才能采集到图像。但是这个特定的距离不是一个点，而是一个范围，只要在这个距离范围内都可以采集到图像，但是距离越接近系统要求的基准点，给到的评分越高。

有的地形图可以手动测量，但手动测量常常无法准确判断测量距离，所以还是推荐系统自动测量。

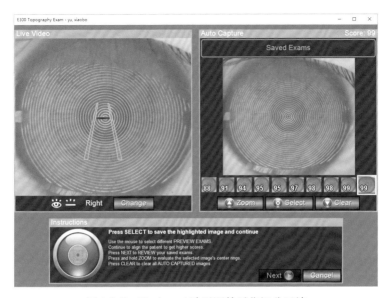

图 1-9-7 Medmont 地形图的采集评分系统

五、选 Placido 环像清晰的地形图

在角膜表面还有一层泪膜，其实地形图测量的是泪膜的"曲率"，所以，地形图采集在很大的程度上还受到泪膜的影响。如图 1-9-8 所示泪膜破裂瞬间采集到的荧光染色图，可以看到泪膜破裂时的状态。

干眼或者泪膜不稳定时也会造成地形图采集质量差。如图 1-9-9 所示使用 Medmont 地形图的采集同一角膜时的图像，左图的评分 99 分，右图的

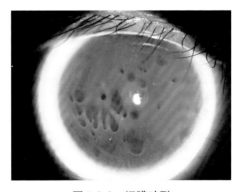

图 1-9-8 泪膜破裂

评分只有 92 分，但仔细看左图中的 Placido 像是扭曲、断裂的，而右图的 Placido 像却是光滑连续的。这种情况说明，在系统采集的瞬间，泪膜可能破裂了。此时我们应该选择 92 分评分的右图的采集结果。

注意，评分并不能判断泪膜是否影响地形图的采集，所以并不是评分越高越好，而是在高评分中选择图像范围大（上下方采集到的数据都大于 4mm 为佳）、Placido 环像清晰的地形图。

同理，测量过程中不要要求患者"长时间睁大眼睛"配合检查，这样会造成泪液因为重力作用在下方堆积，这就像"流着泪"在做地形图，采集到的结果也

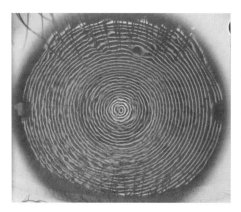
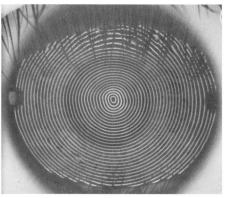

图 1-9-9　选 Placido 环像清晰的地形图

是不准确的。所以，采集图像时，应该叮嘱患者自然瞬目。如果发现有干眼表现，有 BUT 缩短的，可以滴用人工泪液后再做检查。

六、从异常 Placido 像中发现角膜问题

从 Placido 像还可以发现异常的角膜问题。如图 1-9-10 所示左图上方的 Placido 像扭曲，而其余部分是正常的，这时就提示可能角膜有问题，我们进一步裂隙灯检查检查发现上方角膜有云翳（如果不仔细看容易忽略的），而这是造成 Placido 像扭曲的原因，并非是采集的问题。

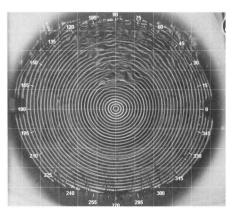
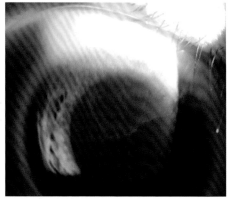

图 1-9-10　从 Placido 像也可以发现异常的角膜问题

七、注视方向

眼球位置、注视异常时，采集到的角膜地形图数据是不准确的，操作时要注意避免。如发现地形图明显不对称时，建议再做一次确认以排除注视异常造成。

如图 1-9-11 所示同一眼连续四次测量的结果。右侧的两次测量中，眼球是向颞侧注视的，所以测量到图像中看到 Placido 环中心偏向瞳孔的鼻侧。眼球注视方向不同时，测到的平 K 值最大相差 0.63D，其他各参数均有不同的变化（图 1-9-12）。

应该尽量选择 Placido 环中心在瞳孔中心的地形图。

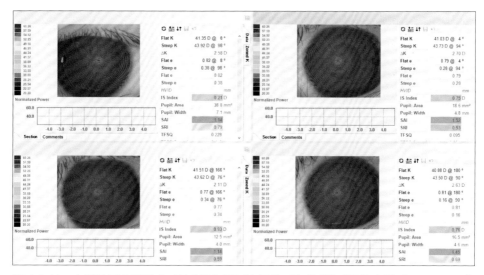

图 1-9-11　右侧的两次测量中，眼球是向颞侧注视的，所以测量到图像中看到 Placido 环中心在瞳孔的鼻侧

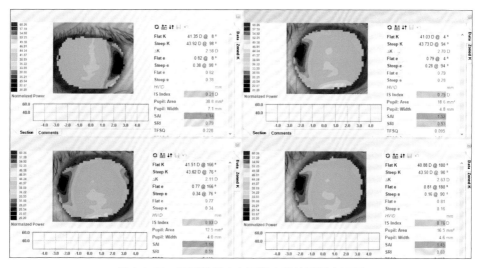

图 1-9-12　不同注视方向下做出的地形图也不同

如果多次测量发现 Placido 环中心不在瞳孔中心的，则考虑患者的 kappa 角大，即光轴和视轴的夹角大。做 kappa 角的检测可以确定（可以用同视机检查）。

如图 1-9-13 所示角膜塑形以后的切线差异图，仅看地形图表现会感觉镜片偏位明显。但如果把角膜背景显示出来（图 1-9-14），该塑形治疗区并不明显。这是因为塑形后采集的地形图本身是偏中心的。如图 1-9-13、图 1-9-14 所示左下方即是塑形后的切线图，与上方的原始地形图相比，采集到的伪彩色数据区是向鼻下方偏移的，这是采集地形图时患者注视方向不好或 kappa 角过大造成的。所以我们建议阅读角膜塑形后的差异图时，把角膜背景显示出来，以观察治疗区和角膜整体的关系。

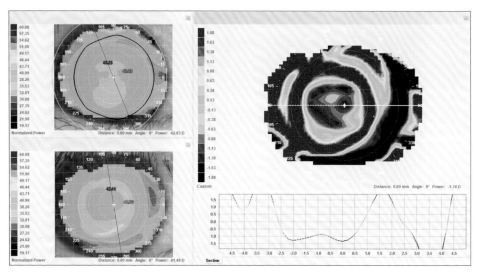

图 1-9-13　貌似偏位的角膜塑形差异图

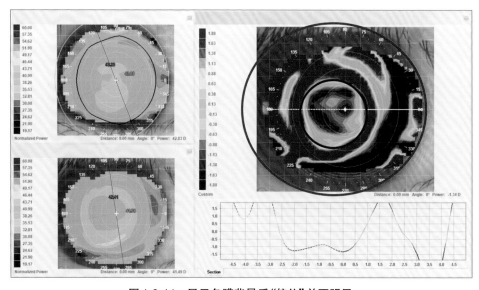

图 1-9-14　显示角膜背景后"偏位"并不明显

八、定期校准

角膜地形图应该定期校准，不同地形图要求校准的时间也不同，有的地形图系统要求每 2 周就校准一次，有的要求每年校准一次。使用时应该认真阅读说明书。

九、人为因素

而很多单位给患者做地形图检查的技术人员和做验配的人员常常不是同一个人，这可能会造成做地形图检查的人因为接触镜验配相关的专业知识不足或责任心不够造成地形图采集结果不满意，而最终导致验配效率变低甚至验配失败的情况。建议做硬性接触镜的验配者多关注地形图采集质量，必要时重做地形图。

小　结

以上的情况都可能产生异常的角膜地形图，操作时应注意避免。实际工作中，我们一般至少测量 4 次，选择采集图像范围大的、Placido 环像清晰且其中心在瞳孔中心附近的，图像稳定的角膜地形图。

采集一个合格的地形图是硬镜验配成功的第一步。如果地形图采集质量不佳，就如同"量体"的数据不准确，那"裁出来的衣服"肯定也是不合身的。

第十节 地形图测量的是整个角膜的屈光力还是前表面的屈光力

有人问：为什么眼科学的教材中都说角膜的屈光力是 48.83D，但临床工作中观察到的角膜屈光度均值在 42～43D 啊？

角膜曲率和地形图测的角膜屈光力哪有这么高，如果这样都圆锥角膜了？

难道说地形图测量的是角膜的前表面屈光力 48.83 加上后表面的屈光力 −5.88D=42.95D，测量的是角膜整体的屈光力？如果是这样，那 Placido 盘的地形图又是怎么测到角膜后表面的？

解答如下：

《眼科学》教材中，眼球屈光部分，对各屈光组织的相关描述如表 1-10-1。

表 1-10-1 教科书中的 Gullstrand 精密模型眼的基本参数

折射率	角膜	1.376
	房水	1.336
	晶状体皮质	1.386
	晶状体核	1.406
	玻璃体	1.336
位置	角膜前顶点	0
	角膜后顶点	0.5mm
	晶状体前顶点	3.6mm
	晶状体核前顶点	4.416mm
	晶状体核后顶点	6.565mm
	晶状体后顶点	7.2mm
曲率半径	角膜前表面	7.7mm
	角膜后表面	6.8mm
	晶状体前表面	10.0mm
	晶状体核前表面	7.911mm
	晶状体核后表面	−5.76mm
	晶状体后表面	−6.0mm
屈光力	角膜	43.05D
	角膜前表面	48.83D
	角膜后表面	−5.88D
	晶状体	19.11D
	晶状体前表面	5.0D
	晶状体核	5.985D
	晶状体后表面	8.33D

其中对角膜的屈光力描述为：角膜 43.05D，角膜前表面 48.83D，角膜后表面 −5.88D。这个描述并没错。

眼科中，通常将 $P=(n_2-n_1)/R$ 定义为角膜屈光度（P）的计算公式，其中 n_2 为角膜折射率，n_1 为空气折射率，R 为角膜前表面曲率半径。在角膜地形图的系统中常常把角膜与其后的房水看做是一个整体，把它们综合成一个光传输介质，折射率设定为 1.337 5。所以，角膜曲率半径（R）和角膜屈光度（P）的关系就是 $P=(n_2-n_1)/R=(1.337\,5-1)/R$，所以角膜屈光度（$P$）=337.5/$R$（其中 R 的单位是 mm）。如果角膜前表面的曲率半径是 7.7mm，则地形图测量换算后的屈光度是 337.5/7.7=43.83D。

但是，在眼科学教材中提到的 Gullstrand 精密模型眼参数中，是把角膜的折射率单独测算的，是按角膜的折射率 1.376 而不是 1.337 5 来计算的，所以，在 1.376 的折射率时，$P=(n_2-n_1)/R=(1.376-1)/R$。所以，角膜前表面的曲率半径同样是 7.7mm，换算后的屈光度是 376/7.7=48.83D。

小　结

（1）角膜曲率半径（R）和角膜屈光度（P）的关系是 $P=(n_2-n_1)/R$。

（2）一般做角膜地形图和角膜曲率时，默认把角膜、房水看做一个整体的屈光组织（相当于是简约眼模型），所以折射率按 1.337 5 计算。

（3）《眼科学》教材中提到的 Gullstrand 精密模型眼参数中，角膜单独计算折射率（因为是精密眼模型）所以，折射率按 1.376 计算。

角膜地形图和角膜曲率计测量的都是角膜前表面的参数，但计算时参照的折射率不同，屈光度也不同。即：**角膜曲率半径是一样的，但屈光度随折射率不同而不同。**教材说的是精密眼模型中角膜的屈光力，地形图说的是简约眼模型中的角膜屈光力。二者并无矛盾。

临床更常用的是简约眼模型中的角膜屈光力。

第二章

眼视光临床应用探讨

第一节　低浓度阿托品用于近视控制的可能机制、不良反应、使用建议和配制方法

低浓度阿托品用于控制近视进展是近年来眼视光学中药物控制近视研究的热点，而且已有大量的临床研究证实了其对儿童近视控制的有效性，使得我们离安全控制近视进展、高度近视以及病理性近视更近一步。目前我国药监局还没有批准生产用于儿童近视控制的低浓度阿托品滴眼液。所以，目前还没有任何渠道能购买到用于儿童近视控制的 0.01% 阿托品滴眼液药品。国内有一些医疗机构在自己配制 0.01% 的阿托品滴眼液做临床研究用（签售知情同意书，在医生的密切监控下使用的临床研究）。作为一个新药，而且还在临床研究阶段，对于阿托品的临床使用还有一些争议。本文再回顾一下有关阿托品用于儿童近视控制的文献，总结如下：

一、阿托品用于儿童近视控制的有效性

近年来比较有名的几篇有关阿托品近视控制的临床随机对照研究如表 2-1-1 所示。

其中最著名的是"阿托品控制近视的 5 年临床研究"（Five-Year Clinical Trial on Atropine for the Treatment of Myopia，简称 ATOM）。目前做了 2 期的研究（分别为 ATOM1 和 ATOM2）已经证实了阿托品的近视控制作用（图 2-1-1）。

前 2 年，1.0%、0.5%、0.1% 和 0.01% 浓度的阿托品的分别延缓近视的发展程度是 80%、75%、70% 和 60%。

2 年后停止用药，停药后，浓度越高的近视反弹、近视发展越快（表现为近视发展的斜率比未用药组还大）。然而，0.01% 浓度的阿托品的近视反弹现象则不明显。

表2-1-1　近视控制随机对照实验结果汇总

研究者	国家和地区	样本量	盲法	年龄	基线屈光度	干预方式	随访时间	近视进展
Chia, et al.	新加坡	400	双盲	6～12岁	-4.7D±1.6D	0.5%阿托品	2年	(-0.15±0.30)D/年
						0.1%阿托品		(-0.19±0.30)D/年
						0.01%阿托品		(-0.25±0.32)D/年
Chua, et al.	新加坡	400	双盲	6～12岁	-3.4D±1.4D	1%阿托品	2年	(-0.14±0.46)D/年
						0.5%羟丙基甲基纤维素		(-0.60±0.35)D/年
Shih, et al.	中国台湾省	227	双盲	6～13岁	-3.3D±0.1D	0.5%阿托品+多焦点眼镜	18个月	(-0.28±0.05)D/年
						多焦点眼镜		(-0.79±0.05)D/年
						单光眼镜		(-0.93±0.06)D/年
Shih, et al.	中国台湾省	200	单盲	6～13岁	-4.4D±1.5D	0.5%阿托品	2年	(-0.04±0.63)D/年
						0.25%阿托品		(-0.45±0.55)D/年
						0.1%阿托品		(-0.47±0.91)D/年
						0.5%托吡卡胺		(-1.06±0.61)D/年
Yet, et al.	中国台湾省	247	无	6～14岁	-1.5D±0.9D	1%阿托品	1年	(-0.22±0.54)D/年
						1%环戊通		(-0.58±0.49)D/年
						生理盐水		(-0.91±0.58)D/年

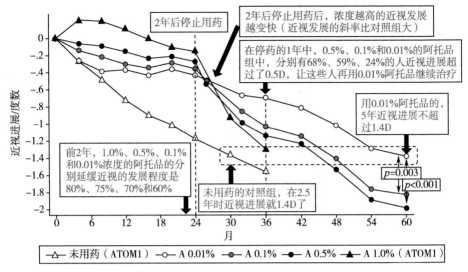

图 2-1-1　阿托品控制近视的 5 年临床研究（ATOM1 和 ATOM2）

在停药的 1 年中，0.5%、0.1% 和 0.01% 的阿托品组中，分别有 68%、59%、24% 的人近视进展超过了 0.5D，让这些人再用 0.01% 阿托品继续治疗。

用 0.01% 阿托品的，5 年近视进展不超过 1.4D。

未用药的对照组，在 2.5 年时近视进展就 1.4D 了。

二、阿托品的药理作用与近视控制机制

阿托品是一种非选择性的胆碱能 M 型受体（毒蕈碱受体）拮抗剂，在临床上多用于解除调节痉挛和散瞳等，具体控制近视的作用机制尚不明确。

什么是胆碱能 M 型受体？

胆碱能 M 型受体：毒蕈碱能模拟乙酰胆碱对心肌、平滑肌和腺体的刺激作用。所以这些作用称为毒蕈碱样作用（M 样作用），相应的受体称为毒蕈碱受体（M 受体）。它的作用可被阿托品阻断。大多数副交感节后纤维、少数交感节后纤维（引起汗腺分泌和骨骼肌血管舒张的舒血管纤维）所支配的效应器细胞膜上的胆碱能受体都是 M 受体。当乙酰胆碱作用于这些受体时，可产生一系列自主神经节后胆碱能纤维兴奋的效应，包括心脏活动的抑制、支气管平滑肌的收缩、胃肠平滑肌的收缩、膀胱逼尿肌的收缩、虹膜环行肌的收缩、消化腺分泌的增加，以及汗腺分泌的增加和骨骼肌血管的舒张等。

目前认为阿托品并非通过放松调节的机制控制近视的，而是通过直接作用于视网膜和巩膜，且由 M1 和 M4 受体介导，通过作用于 M1 和 M4 受体来实现。

证据：

（1）鸟类的睫状肌是横纹肌，调节作用不受阿托品影响，但实验表明阿托品

仍然可以有效控制小鸡近视模型的近视进展，所以阿托品控制近视不是因为其对调节的抑制作用。

（2）研究发现阿托品在抑制近视进展期间，巩膜的形态学变化比较明显，巩膜神经纤维层增厚，而软骨层变薄，所以认为阿托品是通过巩膜纤维层发挥控制近视作用。

三、阿托品控制近视可能的不良反应

阿托品浓度越高，近视控制效果越好，但是药物引起的不良反应也越明显。按前述研究，低浓度阿托品（0.01%）在保持相对好的近视控制效果的同时，不良反应相对较轻，患者耐受性较高。可能的不良反应包括：

1. 瞳孔散大、畏光和视近模糊

阿托品作用于瞳孔括约肌中的 M 受体，与之拮抗，使括约肌麻痹，瞳孔散大，畏光；阻断胆碱能神经对睫状肌的作用，造成调节麻痹，视近困难。浓度越高，这类症状越明显，研究发现 0.025% 的阿托品是不引起临床症状的最高浓度，一般不会引起不适。

2. 眼压变化

短期内使用阿托品无引起高眼压的风险。

3. 停药后反弹

长期规律使用阿托品可以有效控制近视增长，但停药后会有不同程度"反弹"，阿托品浓度越高，反弹越明显。而 0.01% 阿托品反弹不明显（图 2-1-1）。

4. 视网膜和视神经的光损伤

研究表明使用阿托品并不会造成视网膜和视神经的光损伤。

5. 过敏问题

ATOM 研究中显示仅有小部分儿童和青少年发生过敏性结膜炎、过敏性睑缘炎等问题，其中使用高浓度阿托品患病人数较多，低浓度阿托品则不会发生过敏性疾病。——注意，如果配药不当，如防腐剂或杂质过多会大幅增加过敏性结膜炎、接触性结膜炎的概率。

6. 对睑板腺和泪膜的影响

长期使用阿托品可能对睑板腺和泪膜有影响，还需要进一步研究。

四、低浓度阿托品的临床使用建议

目前国际上的经验一般推荐低浓度阿托品连续用 2 年，所以我们建议在儿童近视发展较快的时期应用。比如确实年龄低而近视度数高、近视进展快、或其他近视控制工具不合适或效果不好的情况使用。而且需要签署知情同意书，在医生密切监控下使用。

五、低浓度阿托品的配制

浓度是指：药物重量 / 药剂总重的百分比。比如：0.01% 浓度的阿托品就是指 1g 的药剂中有 0.01g 的阿托品。所以配制方法是：抽取 0.5mg（即 0.000 5g）/1ml 的硫酸阿托品注射剂（我们假设这是 100% 浓度的"纯"阿托品，其密度与水等同）加入 4ml 人工泪液（从 5ml 的人工泪液滴眼剂中抽出 1ml 丢弃；假设其比重与水等同）中混匀即可得到 0.01% 阿托品滴眼液。

来验证一下浓度吧：

药物重量是：0.5mg=0.000 5g

药剂总重是：1ml+4ml=5ml=5g（按水的比重 1 计算。）

浓度是：药物重量 / 药剂总重 =0.000 5g/5g=0.000 1=0.01%

注意，这个计算过程的假设是：0.5mg/1ml 的硫酸阿托品注射剂是 100% 纯度的；

0.5mg/1ml 的硫酸阿托品注射剂比重与水等同的液体；使用配剂的人工泪液的比重也是与水等同。而真实的情况与理论值有非常微量的偏差，所以自配的 0.01% 阿托品浓度会有非常小的误差。

如果要配制浓度是 0.02% 的阿托品滴眼液怎么计算？

还是用 0.5mg/1ml 的硫酸阿托品注射剂配制，所以就是解方程：

药物重量 / 药剂总重 =0.000 5/(X+1)=0.02%——X=0.000 5/0.000 2−1=1.5（g），所以，配制方法就是：0.5mg/1ml 的硫酸阿托品注射剂 + 加入 1.5ml（假设人工泪液密度是 1）中混匀即可。

其他任意浓度可以自己计算。

有临床研究认为，不引起明显瞳孔扩大和睫状肌麻痹的低浓度阿托品滴眼液浓度上限是 0.025%。有些使用 0.01% 阿托品后近视控制效果不佳的儿童可以尝试 0.025% 浓度。

第二节　低浓度阿托品用于近视控制的临床应用

一、为什么要进行近视防控

一直以来，人们都认为近视不是疾病，简单的配戴眼镜、接触镜或做屈光手术矫正就好。然而越来越多的研究表明，高度近视会带来一系列严重的眼部并发症，甚至会导致严重的视力损失。我国对高度近视的定义是屈光度<-6.00D（这是指代数值，所以用的是"<"。比如 700 度近视就是高度近视，因为 -7.00<-6.00），而 2016 世界卫生组织（WHO）日内瓦会议上对高度近视的最新定义是"屈光度≤-5.00D"，即 **500 度（含）以上的近视就可称为高度近视**。所以，高度近视的诊断门槛被降低，说明高度近视的并发症被进一步重视。我国未来可能也会修正对高度近视的定义与国际接轨（下降到≤-5.00D 为高度近视），以加强对患者的监控和重视。高度近视者如果还同时伴有黄斑、视神经和周边视网膜的退行性病变的就称为病理性近视，而后者发生诸如视网膜脱离、脉络膜新生血管（CNV）、黄斑变性、黄斑劈裂、青光眼等不可逆的致盲性并发症的风险会大幅提高。

目前的研究，亚洲近视患病率为 80%，高度近视患病率为 6.7%～21.6%，病理性近视患病率为 0.9%～3.1%。病理性近视无法恢复，其造成的视力损害也是不可逆的，所以只能加强儿童近视防控以避免发展为高度近视甚至病理性近视。

临床研究发现，近视发生越早（初发近视的年龄越小），近视进展持续的时间也越久，近视进展的速度也越快，最终成年后近视度数也越高。发生近视以后亚洲儿童平均每年近视进展 1.00D（而白种人平均每年近视进展 0.50D），如果不做近视控制，以后很容易发展为高度近视。所以延缓近视初发年龄和近视进展速度，使得成年后近视能控制在 -5.00D 以内是避免高度近视并发症的有效方法。

我国也高度重视儿童近视问题，为贯彻落实习近平总书记关于学生近视问题的重要指示批示精神，切实加强新时代儿童青少年近视防控工作，2018 年 8 月 30 日教育部会同国家卫生健康委员会等八部门制定《综合防控儿童青少年近视实施方案》后，全国上下掀起了一股近视防控大潮。

二、低浓度阿托品在儿童近视控制中的效果

1. 低浓度阿托品儿童近视控制效果明确

已经有非常多的临床研究证据表明阿托品对儿童近视控制的有效性，而且浓度越高近视防控效果越好，但浓度越高副作用也越大，停用后近视反弹也越

严重。目前的研究一致认为阿托品并非通过调节麻痹的作用来控制近视进展，而可能是作用于 M1/M4 受体起到近视控制的作用。表 2-2-1 是近年来阿托品近视控制的 19 篇随机临床试验和队列研究的基线资料。近年来的研究一致认为 0.01% 浓度的阿托品滴眼液能有效减缓儿童近视进展而带来比较少的副作用。

目前低浓度阿托品滴眼液尚未在我国正式批准使用。

表 2-2-1　阿托品近视控制的一些随机临床试验和队列研究的基线资料

研究者	研究类型	国家和地区	研究时间，月	阿托品浓度	年龄/岁	基线屈光度/D
Yen, et al, 1989	RCT	中国台湾省	12	1%	6～14	均值（标准差），−1.52（0.92）
Shih, et al, 1999	RCT	中国台湾省	24	0.5%, 0.25%, 0.1%	6～13	均值（标准差），−4.41（1.47）
Shih, et al, 2001	RCT	中国台湾省	18	0.5%	6～13	均值（标准差），−3.28（0.13）
Hsiao, et al, 2005	RCT	中国台湾省	18	0.5%	6～13	均值，−3.37
Chua, et al, 2006	RCT	新加坡	24	1%	6～12	均值（标准差），−3.36（1.38）
Liang, et al, 2008	RCT	中国台湾省	6	0.25%, 0.5%	6～15	近视 −0.50 以内
Chia, et al, 2012	RCT	新加坡	24	0.5%, 0.1%, 0.01%	6～12	近视 −2.00 以内
Kumaran, et al, 2015	RCT	新加坡	36	1%	6～12	均值，−3.36
Yi, et al, 2015	RCT	中国（未统计）港澳台地区数据	12	1%	7～12	均值（标准差），−1.23（0.32）
Brodstein, et al, 1984	队列研究	美国	33	1%	8～15	未报道
Chou, et al, 1997	队列研究	中国台湾省	38	0.5%	7～14	近视 −6.00D 以内
Kennedy, et al, 2000	队列研究	美国	144	1%	6～15	均值，−1.49
Lee, et al, 2006	队列研究	中国台湾省	20	0.05%	6～12	均值（标准差），−1.58（1.37）
Fan, et al, 2007	队列研究	中国香港	12	1%	5～10	均值（标准差），−5.18（2.05）

续表

研究者	研究类型	国家和地区	研究时间，月	阿托品浓度	年龄/岁	基线屈光度/D
Fang, et al, 2010	队列研究	中国台湾省	18	0.025%	6~12	均值（标准差），−0.31（0.45）
Wu, et al, 2011	队列研究	中国台湾省	54	0.05%	6~12	均值（标准差），−2.45（1.63）
Lin, et al, 2014	队列研究	中国台湾省	36	0.125%	7~17	均值（标准差），−4.00（1.75）
Clark and Clark, 2015	队列研究	美国	13	0.01%	6~15	均值（标准差），−2.00（1.60）
Lin, et al, 2013	队列研究	中国	11.5	1%	8~15	均值（标准差），−1.92（0.91）
Yam JC, et al, 2018	RCT	中国香港	12	0.05%, 0.025%, 0.01%	4~12	近视 −1D 以上，散光 2.5D 以下

2. 阿托品的近视控制作用不是对每个人都有效

然而临床上也观察到有一些患者使用阿托品后没有表现出近视控制作用（2011 年中国台湾省的研究显示 45% 的儿童使用 0.05% 阿托品后近视 6 个月增加了 0.5D 以上，即 1.0D 以上 / 年），汇总为表 2-2-2，这些阿托品治疗效果不佳患者的共性是：**年龄相对小，父母双方均近视**、**近视程度较高**。所以，阿托品对近视控制的应答率个体差异也比较大。

表 2-2-2 阿托品近视控制效果不佳率

研究者	阿托品对近视控制不良的情况	阿托品浓度组
shih, 2001	10.6% 无效果	0.50%
shih, 1999	4%，近视进展量 >1D/ 年	0.50%
	17%，近视进展量 >1D/ 年	0.25%
	33%，近视进展量 >1D/ 年	0.10%
	44%，近视进展量 >1D/ 年	0%（对照组）
wu PC, 2011	45%，6 个月增加了 0.5D 以上	0.05%
	换为 0.1% 阿托品，20% 每年增加 0.50D 以上	0.10%
Loh KL, 2015	12% 每年增加 0.50D 以上	1%
Chia A, 2016	4.3%，两年近视进展增加 1.50D 以上	0.50%
	6.4%，两年近视进展增加 1.50D 以上	0.10%
	9.3%，两年近视进展增加 1.50D 以上	0.01%

三、使用阿托品进行近视控制的副作用

阿托品常见的眼部副作用包括：畏光、看近困难、局部过敏等，其中畏光最常见，阿托品的浓度越高，副作用越明显。在 ATOM2 的研究中，0.1% 和 0.5% 的阿托品组中近视力下降，停用 26 个月后才完全恢复。提示长期使用中、低浓度阿托品对调节的影响也比较持久。还有一些比较罕见的副作用包括：口干、脸红、头痛、血压升高、便秘、排尿困难、中枢神经系统障碍等全身性的反应。

而一些患者使用 0.01% 阿托品后也表现出瞳孔散大、眩光、调节麻痹等作用而引起不适，对这些患者要使用多少浓度的阿托品滴眼液才是安全有效的还需要进一步的临床探索。

四、阿托品用于儿童近视控制的临床应用经验

由于白种人与亚洲人的虹膜色素不同，对阿托品的反应不同，虹膜色素少的白种人对阿托品的反应更敏感。欧美国家并未把低浓度阿托品作为儿童近视控制的常规用药（欧美主要使用阿托品作为睫状肌麻痹验光的药物），目前更多的是新加坡和中国台湾省在使用。中国台湾地区使用阿托品作为近视控制手段已有 15 年的历史了。目前低浓度阿托品应用于近视还是以亚洲（尤其中国台湾地区、新加坡）为主，所以临床应用经验也主要是指对亚洲人群。

中国台湾地区应用阿托品作为儿童近视控制的临床经验如下：

1. 基础检查

基础检查、评估应该包括：

（1）详细问诊。

（2）裂隙灯眼底检查。

（3）睫状肌麻痹验光（非常重要，排除"假性近视"）。

（4）近视分类：睫状肌麻痹验光后按等效球镜度（spherical equivalent refractive error，SER）对近视做分类：SER>+0.50D 为远视，+0.50D≥SER>−0.50D 为临界近视，SER≤−0.50D 为近视（临床研究认为小学生睫状肌麻痹验光后 SER<−0.75D 是临界近视，即很快会发生近视）。

2. 对未近视（远视和临界性近视）儿童的近视防控建议

远视和临界性近视的儿童应该注意养成良好的阅读习惯，每天 2 小时的户外活动，避免连续近距离用眼。每半年或一年复查一次（年龄越小复查频率越高）直至 16 岁，观察近视进展的速度。

对于临界近视者，fang 的研究中对 50 例儿童使用 0.025% 的阿托品作为近视预防性的使用观察 1 年，其中 24 名儿童的近视的发生率从 54% 下降到

21%，但是目前还缺乏大规模临床试验和跟踪，这种预防性用药的做法带来的收益是否大于可能的风险还未知，因此**不建议使用低浓度阿托品作为预防性使用**。

3. 阿托品滴眼液的浓度

阿托品使用的最佳浓度还有待更多的临床研究探索，Cooper（2013）的研究认为，不引起临床症状（临床症状定义为：调节幅度 <5D，瞳孔直径变化≥3mm 和远距矫正后不能阅读 J1 的近距视标）的阿托品滴眼液浓度是 0.025%。但我们认为该临床症状的定义太"宽松"，很多儿童对瞳孔直径扩大和调节变化非常敏感，在远未达到上述定义的临床症状时已经有不适主诉。所以临床上要特别注意对用药的儿童监测调节、近视力和瞳孔变化。对于对低浓度阿托品反应不佳，近视控制效果不好的患者，Galvis V 推荐每周或每两周使用一次高浓度的阿托品（0.5%～1%）。

4. 使用阿托品近视控制的医患沟通

需要与家长充分沟通阿托品治疗的目的、检查的流程、各项检查的意义、可能出现的副作用、定期复诊的注意事项，治疗有效的标准。而且阿托品只是缓解近视进展，日间同样需要戴镜屈光矫正，而不能像角膜塑形一样日间不用戴眼镜，对于使用高浓度阿托品的儿童甚至还需要一副额外的阅读镜或验配双光镜/渐变镜。

5. 治疗周期

一般需要至少连续 2 年的治疗（最多持续到青春期），并密切观察屈光度的进展，同时足够的户外活动，良好的近距用眼习惯都要保持。

6. 治疗效果

治疗效果与年龄、近视程度、近视进展速度、父母是否近视等都相关。近视进展能控制在 0.5D/ 年以内较为理想。

7. 低浓度阿托品近视控制的治疗策略

一般开始使用 0.01% 阿托品滴眼液，每晚睡前点眼一次。一般**2～3周后会出现少量的远视化漂移（即近视度数轻度下降）**，可能与睫状肌基础张力放松有关。所以用药前的基线检查和用药后 2～4 周的复诊记录非常重要。之后每 3 个月复查一次，每次复查都做充分的睫状肌麻痹验光。

定期复诊还包括眼轴测量、裂隙灯眼底检查、泪液分泌测试等，此外还应常规询问 / 检查是否有使用阿托品的全身反应，如眼干、过敏性结膜炎、面红、头痛、心脏不适等问题。在户外时如果畏光，还需要戴帽子、太阳镜 / 变色镜。

8. 低浓度阿托品的治疗流程

（1）一般起始量用 0.01% 的阿托品滴眼液，每晚睡前滴一滴。

（2）每 6 个月复诊，睫状肌麻痹验光，了解屈光度变化，连续观察 2 年。

（3）如果每年近视进展<0.5D 则表示近视进展稳定，2 年后可以停止治疗，但继续观察近视进展情况；如果两年后近视进展又变快（近视进展≥0.5D/ 年），则再重新使用 0.01% 阿托品，同时强调户外活动。

（4）如果开始用一段时间后发现近视进展仍然很快（近视进展≥0.5D/ 年）则联合户外活动、角膜塑形镜，或增加阿托品浓度到 0.05%，并一直使用到青春期（一般是 14~16 岁，中国台湾省的一些眼科中心用到 15~18 岁）。

（5）停药时注意逐渐减少阿托品浓度，逐渐减量。浓度越高越需要避免骤停，以避免近视反弹。

如图 2-2-1 所示：总结了中国台湾地区的低浓度阿托品临床治疗流程。

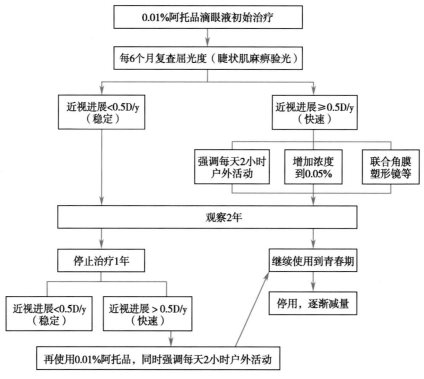

图 2-2-1　低浓度阿托品的临床治疗流程图

五、我们的临床经验

1. 监控调节变化

使用阿托品治疗过程中，仍然需要验配合适的眼镜看远。但要注意如果调节影响较大，造成调节不足，那么看近时焦点就落在视网膜后形成远视性离焦（图 2-2-2），而这种情况反而可能会造成近视进展增加。

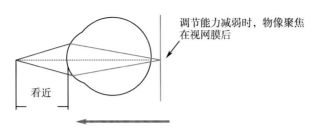

调节能力减弱时，物像聚焦
在视网膜后

看近

调节力越强，眼的屈光能力越强，焦点向视网膜前的方向
移动；反之，调节力弱，则焦点向视网膜后的方向移动

图 2-2-2 调节不足，看近时形成远视性离焦原理示意图

所以在使用阿托品治疗的过程中监控调节的变化（包括调节幅度、调节灵活度、调节滞后）很重要。如发现使用低浓度阿托品后调节幅度下降，低于最小调节幅度（Hofstetter 最小调节幅度经验公式 =15- 年龄 /4）的按下述原则处理。

使用阿托品后调节下降的处理方案包括：

（1）对于使用低浓度阿托品后，调节力下降明显［调节幅度 <6.0D，按 33cm阅读距离（儿童常用近距阅读距离）调节刺激 3D 的两倍计算——符合至少使用调节幅度一半阅读最舒适原则］的儿童，不建议首先阿托品治疗而建议角膜塑形镜。如一定要使用的，增加做调节训练，如果调节训练无效的验配双光镜或渐变镜看近。

（2）对于使用低浓度阿托品后，调节力下降，但够用的儿童：6.0D < 调节幅度 <（最小调节幅度 -2D），尝试做调节训练（hart 表、双面镜）。

（3）需要使用中、高浓度阿托品治疗的儿童，或用药后调节幅度 <5.0D 的，还需要验配阅读镜（或双光镜 / 渐变镜）看近。

2. 交替使用高浓度阿托品是否可行

现在也有给儿童双眼轮流使用高浓度阿托品治疗的家长，具体方案是：使用 1% 阿托品凝胶，双眼轮流使用，每周或每 2 周一次（即一周滴左眼、下一周滴右眼，以此类推）。我们认为这种用法有 2 个问题：①单眼睫状肌麻痹，用药眼不能看近，阅读时无双眼视，可能会造成外隐斜增加和影响双眼视功能和发育；②畏光、眩光等副作用大。故我们不推荐。

3. 监控泪液的变化

临床研究发现长期使用低浓度阿托品可能会导致干眼。所以，我们在实践中还监控泪液分泌（Schirmer's test）、泪膜破裂时间（BUT）和睑板腺（睑板腺红外线照相）的变化。用药过程中，有干眼症状的及时对症处理（人工泪液、热敷按摩睑板腺），必要时停止治疗或改用其他近视控制方案（如角膜塑形镜）。

小　结

（1）低浓度阿托品对儿童近视进展有控制效果，但个体对药物的应答（疗效）和副作用有较大的差异。

（2）低浓度阿托品是需要长期使用的，过程中要监测儿童的调节变化，调节幅度下降少的，可以增加调节训练；调节幅度下降较多的可以验配近用阅读镜或双光镜/渐变镜。

（3）监控泪液和睑板腺变化，预防干眼。

（4）多数临床研究对象是6～13岁的儿童，提示该年龄段相对适合低浓度阿托品的应用。

（5）低浓度阿托品不建议预防性的使用，建议近视−1.00D以上才应用。

（6）阿托品的使用有相应的适应证，而且目前我国药监局还未批准低浓度阿托品作为控制儿童近视进展使用。

第三节　数码时代的视疲劳

一、什么是数码视疲劳

数码视频终端设备的使用已经成为现代人生活不可分割的一部分,已经深入到我们日常生活的方方面面。截至 2016 年 7 月,中国移动电话用户总数达到 13.04 亿户。最近的调查表明人每天平均会看手机 150 次。而除了手机以外,还有电脑、平板电脑、电子阅读器、电视等数码视频终端无时无刻"陪伴"着我们。使用者随着使用视频终端设备的时间延长,会表现出一系列包括眼部和(或)非眼部的症状。其中眼部症状包括:眩光、流泪、眼疲劳、视力模糊、调节功能障碍、眼部烧灼感、眼红、眼干、复视;非眼部的症状包括颈部僵硬、头 / 背痛、全身疲劳等——称之为与使用数码视频终端设备相关的视疲劳问题,简称"数码视疲劳"(digital eye strain)。

二、数码视疲劳很"流行"

已经有非常多的研究表明视疲劳症状与人们高密度、高强度使用数码设备有关,在美国的一系列研究发现,美国平均每人有 4 台数码视频设备,而且每周有 60 小时在使用这些设备,65% 的人群有数码视疲劳症状(没有查到我国的翔实调查数据)。其中最多有 90% 的数码视频终端设备使用者有视疲劳症状(表 2-3-1)。

表 2-3-1　视疲劳的患病率

研究者	调查对象	调查方法	视疲劳患病率
Cole BL	办公室文员	纵向调查	86% 的使用视频显示终端和 79% 的使用非视频显示终端报告有视疲劳
Portello JK	办公室文员	问卷	眼疲劳 39.8%;干眼 32%;不适 31%;刺激感、烧灼感 28%
Chalmers RL	接触镜配戴者	问卷	接触镜配戴者视疲劳发病率更高:76.8%
González-MéijomeJ	一般人群	问卷	常见症状为:红眼 22.2%;眼痒 21.3%;流泪 13.4%;烧灼感 32.7%;瘙痒感 10.5%
Hagan S	办公室文员	在线问卷	不戴接触镜者,68% 男性和 73% 女性有干眼症状;而戴接触镜者中,83% 男性和 87% 女性有干眼症状
Reddy SC	大学生	问卷	89.9% 有数码视疲劳表现,其中头痛 19.7%;眼皮沉重或眼部刺激 16.4%;干眼 13.6%;视物模糊 10.2%

研究者	调查对象	调查方法	视疲劳患病率
Logaraj M	大学生	问卷	81.9% 的工程系和 78.6% 的医学生有症状
Shantakumari N	大学生	问卷	常见症状为：头痛 53.3%；烧灼感 54.8%；眼疲劳 48%.
Tauste A	办公室文员	问卷	接触镜配戴者 65%，非接触镜配戴者 50% 有症状
Ranasinghe P	办公室文员	问卷	一年的数码视疲劳患病率为 67.4%.

数码视疲劳的程度与使用数码视频设备的距离，字体大小，视角，背景光线强度和屏幕刷新率、对比度等都有关。不同视疲劳类型下的症状、原因汇总于表 2-3-2。

表 2-3-2　视疲劳的类型、症状、原因

视疲劳的类型	症状	原因
与视觉相关的症状	前额部头痛 眼痛 眼皮沉重 复像	散光 远视 近视 老视 调节异常
眼动相关的症状	聚焦困难 与视觉相关症状类似 复像	注视偏开过大 集合不足
干眼和眼表相关的症状	眼干涩 眼痒 刺激 / 瘙痒感 眼红 灼热感 视物模糊 眼痛 / 流泪	干眼 接触镜配戴 角膜、结膜和（或）眼睑病变 瞬目减少 环境因素 全身健康状况 治疗方案改变 年龄
眼外或环境因素相关的症状	颈部 / 肩部 / 背部疼痛 眩光 头痛	姿势 照明 温度 / 湿度
与使用的设备相关的症状	使用的电子视频设备类型相关 多数与视觉相关的症状类似	小屏幕 阅读距离太近或字体太小 屏幕亮度和光谱 屏幕解析度和对比度 瞬目频率低 瞬目不完全

三、使用数码视频设备对眼的影响

1. 调节

使用数码视频设备和阅读纸质读物一样，视标（字体、图案）在近距离，会刺激调节。目前的研究多用调节微波动和调节滞后来研究使用数码视频设备时的调节变化。有研究认为使用数字视频终端（阅读距离为 50cm）时的调节滞后比阅读纸质读物高。也有研究认为二者没有差异，可能是集合问题带来的视疲劳表现，与调节无关。另外，调节灵活度差也是造成的视疲劳症状的重要原因。学者还研究了使用数码视频设备对调节微波动的影响，研究结果也不一致。

2. 集合 / 会聚

在近距离使用数字视频设备时需要集合 / 会聚。研究发现使用 8 小时电脑（距离 40cm）后，使用者的会聚能力（NPC，集合近点）变差，会聚点明显变远，在使用 4 小时电脑后，使用者的会聚能力（NPC，集合近点）没有变化。在观看 3D 电影后会聚能力（NPC，集合近点）变远和出现视疲劳。一个连续 2 年的研究中还观察到双眼的集合能力（NPC，集合近点）随年龄增加而逐渐下降，但与是否使用数字视频无关。

一个追踪 6 年的研究中，学者对 692 名电脑使用者和 624 名非使用电脑的办公室文员监测了会聚和隐斜。电脑使用者的视疲劳表现更高（86%vs76%），具体表现为眩光、眼痛、视物模糊、眼疲劳。

隐斜小于 $1^\triangle$exo（外隐斜）和内隐斜的人更容易视疲劳。

3. 瞳孔

有研究发现近距离工作后，瞳孔会发生变化，表现为瞳孔不容易扩大或瞳孔扩大延迟了。使用电脑 4 小时后，瞳孔对光反射延迟，且近反射幅度也降低。

4. 瞬目

使用数字视频设备会减少瞬目的频度和完整性（即完全瞬目变为不完全瞬目），使用数字视频设备时注意力越集中，瞬目频度越低，这是造成数码视疲劳的原因。使用数字视频设备时的瞬目频度是 3.6～11.6 次 / 分钟，而正常的瞬目应该是 17～26 次 / 分钟，而且非干眼者使用数字视频设备时瞬目减少比干眼患者还多。使用数字视频设备时不完全瞬目比阅读纸质书稿多。

5. 眼睑

数字视频设备使用者习惯眯眼，眯眼会让人觉得注意力集中、视觉质量提高、改善眩光症状，然而研究发现，眯眼时眼轮匝肌的持续紧张会引起眼痛和视疲劳。

与数码视疲劳相关的研究发现汇总于表 2-3-3。

表 2-3-3　数码视疲劳相关的研究发现

研究者	研究指标	研究设备/方法	主要发现
Penisten DK	调节滞后	动态检影	使用视频终端与纸质材料无差异
Collier JD	调节和集合	在手提电脑上阅读	注视佻开者比正视者感觉更舒适，调节滞后量是 0.93D
Gray LS	调节微波动和瞳孔反应	电脑验光仪	调节微波动无变化，与瞳孔反应无关
Hayes JR	视觉和全身症状	调查问卷	眼部症状与工作时间，工作需求（强度），人工工程学相关
Portello JK	工作后的视觉和眼部症状	在电脑上阅读，调查问卷	不完全瞬目占 16.1%，症状与瞬目频度和不全瞬目相关
Patel S	瞬目频度和泪膜稳定性	裂隙灯检查视频记录	瞬目频度下降了 5 倍，但泪膜稳定性未影响
Himebaugh NL	瞬目，泪膜破裂时间和眼部症状	看电视，电脑游戏	干眼者瞬目频度高，瞬目频度降低，瞬目完整度（是否完全瞬目）无差异
Chu C	症状是否与视频设备有关	调查问卷	使用电脑时视物模糊，视疲劳症状评分增加
Jansen ME	瞬目参数，泪膜稳定性	调查问卷	瞬目减少 接触镜配戴者泪膜破裂区变大 不舒适与不完全瞬目相关 接触镜配戴者泪膜稳定性下降
Daum KM	矫正散光后是否能改善症状	电脑测试	全矫散光后至少能改善 2.5%
Chu C	瞬目频率	阅读电脑屏幕或纸质材料	不完全瞬目比例高 阅读电脑的症状评分更高
Hue JE	调节滞后，阅读速度和眼部症状	在数字平板阅读器和纸质材料上阅读	在数字平板上阅读会增加症状，阅读速度下降，调节滞后增加
Bhargava R	症状，泪膜破裂时间，泪液分泌测试，结膜印迹细胞学检测	干眼调查问卷	使用电脑者干眼评分增加，泪膜破裂时间减少，泪液分泌减少，结膜印迹细胞学检测减少 泪膜破裂时间增加和结膜印迹细胞学检测与干眼相关
Schulze MM	瞬目频度（戴框架镜和戴硅水凝胶软性接触镜）	看电影和在电脑上解题，在数字平板上阅读和玩游戏	使用数字设备时注意力集中导致瞬目频度减少 戴硅水凝胶软性接触镜者瞬目频率较戴框架镜者下降更多

四、视疲劳的症状和相关因素

1. 配戴角膜接触镜

角膜接触镜将泪膜分为镜片前和镜片后两部分，这就破坏了泪液的正常结构和功能：镜片前的泪膜脂质层厚度减少，泪液量减少，蒸发率增加。所以戴接触镜本身就破坏了正常的泪膜生理功能，并可能导致不适和其他症状。

配戴接触镜是数码视疲劳的风险因素之一，配戴接触镜时泪液厚度会变薄，而且镜片边缘和眼睑的摩擦会带来不适。接触镜配戴者更容易干眼，所以发生数码视疲劳比非配戴者高。接触镜配戴者（尤其是软性接触镜）出现干眼症状是正视眼的 12 倍，是框架镜配戴者的 5 倍，而当摘除接触镜后，多数人表示症状明显缓解。软性接触镜配戴会减少泪膜破裂时间（BUT），同时瞬目时眼睑闭合的程度也大幅降低。

2. 眼睛疲累感和头痛

眼睛疲累感和头痛很常见。未矫正的屈光不正，尤其是未矫正的散光是主要原因。研究发现当特意给受试者看电脑时引入散光会明显诱发视疲劳症状，而屈光不正矫正组减少了症状。

头痛也是常见视疲劳的症状，而且头痛对工作效率的影响更大。当阅读距离大于 50cm 时，头痛的发生率不高。头痛与持续，长时间使用电脑有关。

3. 干眼

干眼是数码视疲劳的常见症状，问卷调查发现使用电脑的时间越长干眼症状越严重，干眼也和使用空调有关。女性比男性更容易出现干眼。

干眼主要是由于使用视频终端时瞬目频率减少造成的。低对比度，过小的字体，注意力集中和配戴接触镜都会造成瞬目减少。此外，瞬目不完全也会导致干眼。

4. 视物模糊和复像

长时间使用电脑后视物模糊很常见，多由于调节不足、调节灵活度下降造成。此外，未矫正的屈光不正、泪膜不稳定、眼外肌疲劳、聚散异常都可能导致视物模糊或复像。

5. 眩光

眩光分为不适眩光（discomfort glare）和失能性眩光（disability glare）。不适眩光是指暂时性的光线刺激（指主观感受不适）；失能性眩光是指暂时性的因光线影响造成的视觉系统障碍（伴随暂时性的功能 / 或器质性视觉损伤）。眩光会影响阅读速度，可能也是诱发数码视疲劳的原因。造成眩光的光源可以是视频显示设备，或是不合适的环境照明，或者桌面反光。环境眩光还会对调节功能有负面的影响。

6. 电子屏幕蓝光

数字视频设备会发出一些可能对视网膜有害的蓝光,但研究认为数字视频设备发出的有害蓝光剂量非常小,目前还没有充分证据表明从数码设备发出的蓝光会损害眼睛。

五、数码视疲劳的治疗

数码视疲劳原因多样,医生要对其发生原因有充分的理解,问诊要全面。除了医学和视觉问题病史之外,还应了解患者使用数字视频设备的数量和类型、屏幕位置、工作距离,对工作环境进行评估。还要了解目前配戴的眼镜设计和功能,以及接触镜的配戴和保养情况。屈光检查要特别注意矫正低度远视、散光和(或)老花眼,同时还应该关注双眼视功能方面的检查,因为与纸质材料相比,使用数码视频终端对双眼视功能的需求更大。所以,对数码视疲劳患者是需要对每个个体做个性化的治疗方案的。常用的治疗方案包括:

1. 矫正屈光不正

美国的视觉委员会(Vision Council)建议数码视疲劳患者到专业机构诊疗,其中合理的屈光矫正方案是治疗的基础。多数文献都要求根据患者使用数字视频终端的阅读距离、角度来验配眼镜。

在镜片设计上,也需要根据患者对数字视频设备的使用情况设计专用的眼镜(专用渐变镜),比如使用电脑较多的人,要求视野中有一个广阔的中间视野区域,可以提供高质量的中间和近距离视觉。一般的渐变镜由于中间和近用区域的位置和宽度较窄可能就不合适了。

2. 治疗干眼

干眼是数码视疲劳的重要原因,多数学者推荐使用人工泪液缓解干眼症状。人工泪液能缓解(但不是根治)干眼、疲劳、聚焦困难等症状。此外,补充omega-3 脂肪酸或蓝莓提取物也会有效,有研究表明这些药物对缓解视疲劳有作用。对于接触镜配戴者表现的干眼,还要更换镜片材料、护理系统等。在工作台上放加湿器也可以增强接触镜/眼表系统的湿润度。

3. 提高瞬目频率

有研究用图像或音频提示患者瞬目(即电脑定时发出"该休息了,多眨眼"之类的提醒声音),但效果却不尽如人意。也有用一种减反射屏来提高瞬目,认为减少屏幕的反射能提高像质和对比度,高质量的图像对眼球注视的需求减少,从而增加了瞬目频率和缓解视疲劳。

4. 滤光镜片

有研究认为调节微波动(尤其是低频部分)增加可能和数码视疲劳相关。使用对特定波长光滤光的镜片(对镜片做特殊染色)能控制调节微波动从而减少症状,学者认为数字视频设备发出的蓝光会在眼内散射,增加屈光系统对焦的难度而容易造成疲劳。在 2 小时连续使用电脑的过程中,戴防蓝光镜片充分过滤蓝光后发现减少了患者的主观视疲劳症状和改善了客观测量结果。但研究结论不一致。

5. 人体工程学设计

通过改善照明、调整数码设备的位置、调整屏幕参数(解析度、字体大小、对比度、亮度)等来缓解视疲劳。很多专家推荐采用"20-20-20"法则:即,每隔20 分钟,看至少 20 英尺(6m)外的物体,至少 20 秒。

使用防眩光的过滤屏是否能缓解视疲劳?研究结果却未统一,有报告有效的,也有报告无效的。此外调整空调温度湿度设置,采用适合个体的阅读距离、阅读姿势也能改善视疲劳。数码视疲劳的治疗策略汇总于表 2-3-4。

表 2-3-4 数码视疲劳的治疗策略

数码视疲劳的症状 / 原因	治疗策略	研究结果
屈光不正	矫正屈光不正(包括散光)	减少症状
调节微波动	精准的滤光屏	结论不一致
眩光	滤光片	结论不一致
干眼症状	人工泪液,omega-3 脂肪酸	都能减少干眼症状
瞬目频率减少	屏幕图像提示瞬目	提高瞬目
	音频提示瞬目	提高瞬目,但不缓解视疲劳
	减反射屏	提高瞬目,也缓解视疲劳

小 结

数码视疲劳发病率高,而且难以避免,是现代社会的高发病。虽然不致盲(所以人们重视程度还不高),但是对生活质量的影响大。临床常见患者不经检查、诊断而自行滴各类眼液(抗生素、人工泪液、血管收缩剂)的情况,有害无益,不能解决问题,反而带来并发症。

诊断数码视疲劳包括详尽的问诊、双眼视功能检查(调节、集合)、干眼相关检查等。医生除一般的眼病处理技能外,还需要具备眼视光学的相关知识才能做出尽量完整、精确的诊断,才可能对因、对症治疗。治疗方法也多种多样,包括:用药、合理的配镜方案、视觉训练、改善工作环境等。

预防的方法包括:

(1)合理的人体工程学的工作环境。

(2)全面的视觉健康检查和护理治疗已有的视觉健康问题。

（3）高强度使用数字视频终端和接触镜配戴者，尤其要注意预防数码视疲劳。

治疗方案包括：

（1）保持正常频度的瞬目，使用人工泪液，提高接触镜的配戴舒适度。

（2）处理异常双眼视功能。由于研究发现隐斜小于 $1^{\triangle}$ exo（外隐斜）和内隐斜的人更容易视疲劳，所以建议处理双眼视问题时，留一点轻度的外隐斜能缓解视疲劳。

第四节　为什么有时睫状肌麻痹验光后近视度数更高

今天有人询问：一个 8 岁儿童做了快速扩瞳验光为 −0.75D，告知家长患儿是真性近视。家长不能接受，2 天药效消失后去眼镜店再做验光为 PI——1.0，眼镜店告知孩子无近视，可以不用配镜，家长回来投诉了。为什么会出现这种情况，如何回答？

一般来说，正确使用睫状肌麻痹剂后，会使调节完全麻痹，而药效消失后，被消除的基本的生理性调节张力也会恢复，所以理论上睫状肌麻痹验光会比复光更"正"一些，即近视度数低一些。但是临床上的确会观察到相反的情况，为什么呢？

一、扩瞳后瞳孔直径变化造成屈光变化

使用睫状肌麻痹会带来瞳孔扩大的效应，瞳孔扩大会造成眼球像差变大，引入高阶像差，即使屈光全矫正，矫正视力也可能会下降的。我们都有体会，即使视力是 1.5 的人，扩瞳后，视力也可能会下降到 1.0。

此外，随着瞳孔的变大，角膜周边的屈光成分也会参与屈光，造成睫状肌麻痹后度数发生变化。如图 2-4-1 所示，角膜地形图表现为周边的角膜散光，而中央部分角膜散光不大。这一类患者小瞳下周边有散光的角膜被瞳孔遮挡，不会对屈光成像造成影响，而当瞳孔扩大后，周边的散光角膜就会参与屈光了，表现为睫状肌麻痹后散光变大，等效球镜度更"负"（图 2-4-2）。

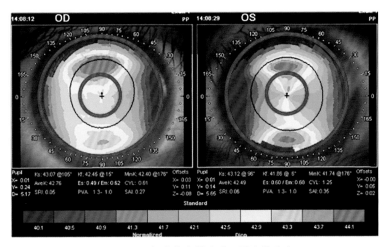

图 2-4-1　角膜中央散光小，周边散光大

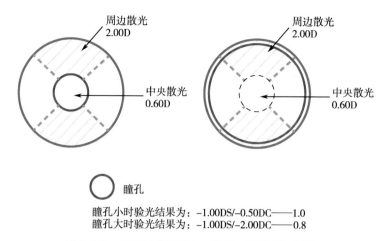

瞳孔

瞳孔小时验光结果为：–1.00DS/–0.50DC——1.0
瞳孔大时验光结果为：–1.00DS/–2.00DC——0.8

图 2-4-2　周边角膜散光大的患者，扩瞳后散光增加

同理，在角膜 e 值超高、圆锥角膜或不规则角膜的情况下，角膜中央和周边的屈光状态差异很大也会出现同样的情况（图 2-4-3）。

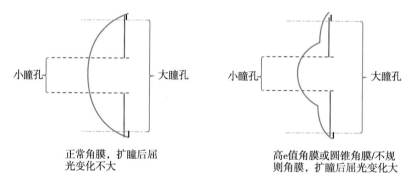

正常角膜，扩瞳后屈光变化不大

高e值角膜或圆锥角膜/不规则角膜，扩瞳后屈光变化大

图 2-4-3　在角膜 e 值超高、圆锥角膜或不规则角膜的情况下，扩瞳前后屈光变化大

临床上做角膜塑形后的儿童就是最好的验证，塑形后扩瞳后客观验光和小瞳主观验光可能就会出现比较大的差异。比较常见的情况是，扩瞳后电脑验光度数、散光都很大，但主观验光发现需要的近视和散光都会比电脑验光的结果小。

同样的，晶状体异常也会出现类似的情况。

所以，小瞳孔下，只有中轴的屈光系统参与成像，而散瞳后，中部、周边的眼球屈光组织都会参与成像，二者的验光度数也会不同，而这种差异与角膜地形图、晶状体周边的形态甚至眼球的形态都有关系。可以通过角膜地形图、像差分析等视觉质量检测设备发现。这时就会出现睫状肌麻痹验光的近视度数比常瞳验光还高的情况。

因此，小瞳和散瞳后眼球的屈光度数可能是不同的，而且随眼球形态不同，角膜、晶状体、玻璃体、后极部巩膜周边形态不同，二者的验光结果差异会变大。但上述眼球中央和周边屈光差异比较大的情况还是比较少见的。

二、操作错误

1. 滴药手法错误

滴药时直接对着角膜滴，而角膜非常敏感，容易造成刺激性的泪液分泌，把药水"冲走了"。被吸收的药剂量很少，没有达到足够的剂量效应。

正确的做法应该是：嘱患者头稍向后仰，眼向上看，操作者一手持棉签将下眼睑向下牵拉，充分暴露结膜囊，一手持眼药瓶，将药液滴入下穹隆部 1 滴（注意药瓶口不要碰到患者睫毛，造成污染），嘱患者轻轻闭眼 2～3 分钟，并按压眼角 3～5 分钟。

注意不要将眼药水直接滴在角膜上，否则容易引起患者不适。每次滴一滴即可，滴多了反而容易刺激泪液分泌，药物外溢。

临床上，滴眼药水的操作者常常是护士或者是医疗助理，可能会出现上述情况，注意避免。

2. 患者因素

孩子未充分配合，不让点药，眼液未充分进入结膜囊，药效未发挥。

有的泪液分泌较多，或者孩子"被强制点药"哭泣，点药后泪液稀释了药效。

3. 点错药

点错药是非常低级的错误，但也会发生。我们也遇到过把氯霉素当做睫状肌麻痹剂点眼的情况。

4. 不同睫状肌麻痹剂的药效、点药次数和验光时机不同

不同的睫状肌麻痹剂的使用方法和检查时机不同，应注意区分：

复方托吡卡胺滴眼液滴眼，5 分钟 1 次，每次 1 滴，共 4 次；每次滴眼后嘱闭眼，末次滴眼 30 分钟后检查。

环喷托酯滴眼液滴眼，5 分钟 1 次，每次 1 滴，2～3 次；每次滴眼后嘱其闭眼，末次滴眼 30 分钟后检查。该药刺激性强，可以在滴药前先使用表面麻药滴眼一次，5 分钟后再点。

1% 阿托品眼液或阿托品眼用凝胶滴眼，每日 3 次，连用 3 天共 9 次后检查。

不同睫状肌麻痹剂的程度也不同，有研究发现使用托吡卡胺滴眼液后还可能残余 2～3D 的调节力。也就是说，如果使用的是托吡卡胺，孩子还有可能在检影或做电脑验光时"过矫"，即近视的度数变高。

个体对睫状肌麻痹剂的起效时间也是有差异的。少数人对药物不敏感，睫状肌麻痹起效时间推后，而做验光时其实还有较多残余调节，造成验光结果更

偏近视。

所以如果在不同的医院,用不同的睫状肌麻痹剂,验光结果也会不同。比如在 A 医院用的是托吡卡胺,验光结果是 −2.00D,而在 B 医院用了环喷托酯,验光结果可能是 −1.50D。

三、家长对于验光的理解与医生的认识不同

家长关注的是视力是否是 1.0,需要多少屈光度的镜片才能矫正到 1.0,要戴多少近视度数的眼镜,这是从日常矫正的角度来考虑的。

而临床上有睫状肌麻痹验光和常瞳验光的区分。睫状肌麻痹验光反映的是眼球在非生理条件下(使用了药物麻痹睫状肌)的眼球屈光状态,是作为儿童屈光状态的参考指标,是儿童屈光发育的"基线",而不是验光配镜的标准。而常瞳验光下给配镜处方才是以配镜为目标的近视度数。而矫正视力目标不同,这个处方也是有差异的,比如:矫正到 1.2 需要 −2.50D,而矫正到 0.8 只需要 −2.00D,而家长并不会区分二者,只会认为孩子的近视是 200 度。

所以,应该向家长充分沟通,所谓的近视度数是在什么样条件(扩瞳 / 小瞳、矫正视力、足矫 / 欠矫?)下的度数。

此外,近视度数和视力是两码事,视力好不一定没近视,而家长常把二者混为一谈。应该与家长做好沟通。

小　结

睫状肌麻痹验光的确偶尔会出现比小瞳验光更"负",近视度数更高的情况。造成的原因包括散瞳造成的屈光变化、使用的点药手法、睫状肌麻痹剂、孩子的配合程度和家长的沟通等。

临床上应该尽量排除人为操作因素,排除"低级错误",同时和家长充分沟通。

正常情况下,只要按规范流程做睫状肌麻痹验光,其近视度数还是会比小瞳验光更"正"。

第五节　同样处方为什么会配戴不适——新配镜配戴不适的眼视光学分析

有人问，日常工作中会遇到这样的情况：完全一样的处方，做试戴时都很好，但制作出来的眼镜患者戴着就是不舒服或矫正视力不如用试戴镜架时的好；或者戴原来的眼镜都很舒适、很清楚，但按完全相同的参数（瞳距、屈光度）制作出来的眼镜就不好，遭投诉，为什么啊？

一、镜眼距离变化对配镜的影响

1. 试戴时我们常常使用"一组镜片组合"来进行试戴的，比如患者的处方是 -8.25DS/-1.25DC×180——1.0，那试戴镜至少需要 -8.00DS、-0.25DS 和 -1.25DC 这 3 个镜片组合。镜片本身是有厚度和重量的，这个镜片组合的镜眼距离就不是 10~12mm 了，而是很可能会超出 12mm。

2. 当使用的镜片组合多（比如 3 片镜片的组合）、重，患者戴试镜架时还容易向远侧、下方"下坠"，导致镜眼距离进一步增加。

3. 如果使用的试戴镜架质量不好，造成镜架在鼻梁上"下滑"，进一步加剧这种效应。

4. 在这个组合中的不同的镜片屈光度不一致，这些镜片在试戴镜上的摆放顺序会造成实际的有效屈光度不同。可参考《视光医生门诊笔记》（2017 年出版）第三章第十二节。

5. 同理，当旧眼镜和新眼镜的镜眼距离不同时，也产生同样的效果。这种情况在高度屈光不正的患者中更明显。

二、倾斜角变化

试戴镜架与制作眼镜的倾斜角不同。倾斜角的变化会在水平轴向上造成额外的散光效果，比如给的处方是 -8.00DS，而戴制作的眼镜时因为倾斜角过大，产生的效果是 -8.28DS/-1.06DC×180 了。最终的有效屈光度与需要的屈光度相差太大，患者当然感觉不适。

三、面弯（镜面角）变化

左右眼镜片平面的夹角称为水平镜面角（一般为 170°~180°），或面弯。这种夹角符合人体面部曲线结构以及双眼的生理特点。通过光心观察正前方目标时，平行光线可垂直入眼，角度偏差 5° 以内时的生理舒适度最佳。但如果角度过大时会引入垂直方向的散光效果,原理同上。当旧眼镜和新眼镜的面弯差异很大的时候,产生的有效屈光度就会产生大的差别。有些设计很新颖很潮的镜架,虽然外观漂亮,但可能面弯不符合人眼的生理特点,会配戴不适。

四、镜片前后曲面改变

框架眼镜放大率的公式为:

$$SM(框架眼镜放大率) = \frac{已矫正的屈光不正眼的视网膜像大小}{未矫正的该屈光不正眼的视网膜像大小}$$

$$SM = \frac{1}{1 - \frac{t}{n}F_1} \times \frac{1}{1 - dF_V'}$$

式中,SM:框架眼镜放大率

t:镜片厚度

n:折射率

F_1:前顶点屈光度

F_V':后顶点屈光度

d:镜眼距离

(摘自《眼镜学》(第3版),人民卫生出版社)

按上述公式可知,当屈光度相同的两副眼镜前后表面曲率不同(F_1和F_V'不同)时,放大率也不同。对于中老年人来说,融像能力下降,适应性变差而容易不适应。这种情况常见于旧镜是球面镜,而新配眼镜是非球面镜的情况;或者新、旧两副眼镜的生产商(不同品牌)用的片形设计不同(即前后表面的曲率不同)时出现。

五、应力变化

眼镜的加工和装配过程中,若加工工艺及装配不合理(如装配过紧),会对眼镜片造成不规则应力(相当于镜片变形了)。这种不规则应力不仅对眼镜片成像引入额外的像差,还会引起眼镜材料的双折射效应而导致"重影",让配戴者感觉不适,头晕。眼镜的应力变化可以通过应力检测仪来发现。

六、配装不当或镜架变形造成棱镜效果

当眼镜配装不当或瞳距测量错误或镜架变形时,会产生棱镜效果,对眼位产生影响,造成代偿头位或视疲劳等不良影响。具体的原理、计算方法和案例可参考本书第一章第六节和《视光医生门诊笔记》(2017年出版)中第五章第九节。

七、视力表变换造成的矫正视力变化

传统的远视力表是设计在 5m 使用,因为临床上一般认为 5m 以外的光线可以认为是"平行光",所以我们无论验光还是查视力时在 5m 距离检查都看做是看远的检查结果。但现在有些远视力表是设计了在 2.5m,或 3m 使用的,这样相当于变成了一个"中距视力表"。而把视力表放置得越近,查出来的视力会越"偏高"。

因为不同距离的视力表,虽然视标的视角算法是一样的,但近距查视力相当于远距离查视力 + 戴近视眼镜的效果。所以近视眼用"中距视力表"查出的视力容易被高估。具体内容可参考本书第一章第四节。也就是说,使用 2.5m 视力表验光矫正视力 1.0 时,用 5m 视力表查矫正视力时可能就没有 1.0 了,而造成试戴镜和配装眼镜矫正视力的差别,患者可能会因为不理解而投诉。

八、镜片阿贝数、折射率、膜层的变化

不同品牌的镜片,其阿贝数、折射率、膜层是不同的,这些变化也会造成成像效果、视觉质量的差异。如:旧镜片因磨损透光率不及新眼镜,患者初戴镜时会感觉光线刺眼不适;戴阿贝数小、色散大的镜片对成像质量的影响大;戴非球面镜片时,只有镜片光学中心区才有最佳视觉效果,而镜片周边的屈光度是逐渐减低的,等等。所以对于一些比较敏感的人,换了不同品牌,不同材料参数,不同设计的镜片会不适应。临床验配中应该注意。

小　结

一副适合的眼镜,从验光、给处方到制作成眼镜不是完全独立的,二者间是有关联的。从试戴镜或旧眼镜到配装制作新眼镜还需要考虑很多因素:

(1)镜眼距离要保持一致。

(2)高度数患者配镜避免用过大倾斜角或过大面弯的镜架。

(3)从球面镜片到非球面镜片(或不同基弧镜片)时成像质量和放大率会改变,应考虑患者的适应性。

(4)眼镜装配不当时会造成镜片变形影响视觉质量。

(5)瞳距瞳高配装错误会造成额外的棱镜效果,造成眼位异常和视疲劳。

(6)配镜前后使用不同的视力表查视力可能会造成矫正视力不一致。

(7)镜片阿贝数、折射率、膜层的变化成像质量会不同。

上述因素都有可能造成屈光度或者视觉质量的变化,如果处理不当,对成人可能会造成戴镜舒适度差,视疲劳的情况;对儿童则有可能促进近视进展。

所以，好的视光师，不仅仅能验光能给出合适的处方，还应该关注到患者具体选择什么样的镜片、镜架。有不少眼视光机构都是验光师负责验光，而"销售员"负责给患者推荐镜架镜片。如果销售人员不熟悉上述理论知识，这样的流程就会打断上述提到的各种相关的因素联系，而可能会造成一些验配质量问题或投诉。

第六节　弱视训练有多少作用

　　最近在做 RGP 对屈光不正性弱视的治疗效果方面的讲座时,有不少学员询问对弱视患儿做屈光矫正后,还需要做弱视训练吗? 弱视训练有多少作用? 也有家长表示弱视儿童做训练难坚持得住,能否不做?

　　我们在《眼视光门诊视光师手册》(2019 年出版)第九章第六节中详细解读了 AAO(American academy of ophthalmology)(美国眼科学会)的 2017 年弱视临床指南(preferred practice pattern,PPP),有兴趣的同学也可以在 AAO 的网站上下载到全文(图 2-6-1)。

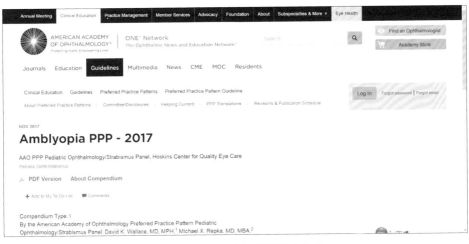

图 2-6-1　2017 年的弱视临床指南

　　先回顾几个重点。为方便学习,我们把重点简单翻译解释一下:

Treatment of refractive error alone can improve visual acuity in children who have untreated anisometropic and strabismic amblyopia. Visual acuity of children who have bilateral refractive amblyopia also can substantially improve with refractive correction alone.(*strong recommendation*,*good evidence*)

　　仅仅矫正屈光不正就可以改善未经治疗屈光参差和斜视性弱视儿童的视力。双眼屈光不正性弱视儿童的视力也可以通过屈光矫正显著改善视力。(强推荐,高质量的证据)——解释:屈光矫正非常重要,仅仅靠屈光矫正就治了一半的弱视病了。

Most children who have moderate amblyopia respond to initial treatment consisting of at least 2 hours of daily patching or weekend atropine. (*strong recommendation, good evidence for treatment of amblyopia*) (*discretionary recommendation, good evidence for dosage [amount of time] of treatment*)

Patching may be effective in older children and teenagers particularly if they have not previously been treated. (*good evidence*)

大多数中度弱视的儿童对由每天至少 2 小时的遮盖或周末滴用阿托品组合的起始治疗有反应。（对于弱视治疗来说是强烈的建议，高质量的证据；对于治疗的剂量（时间量）来说是自行决定的建议，高质量的证据）——解释：遮盖和健眼阿托品压抑对中度弱视儿童初期治疗很好。

遮盖可能对大龄儿童和青少年也有效，特别是如果他们以前没有接受过弱视治疗的。（高质量的证据）——解释：对大龄儿童和青少年也不要放弃弱视治疗，遮盖一下试试。

Children who have amblyopia require continued monitoring, because about one-fourth of children successfully treated for amblyopia experience a recurrence within the first year after treatment has been discontinued. (*strong recommendation, good evidence*)

患有弱视的儿童需要继续监测，因为大约四分之一的成功治疗弱视的儿童在治疗中止后的第一年内会出现复发。（强推荐，高质量的证据）——解释：弱视会复发，即使视力提高了也需要持续观察复诊。

Successful amblyopia treatment may have its greatest impact in later life, when fellow eyes can be injured or affected by diseases of the macula or optic nerve. (*insufficient evidence*)

当健眼可能受到黄斑或视神经的疾病的伤害或影响时，成功的弱视治疗可能对患者以后的生活具有很大的积极影响。（低质量的证据）——解释：如果从小不治疗弱视，以后有一天健眼（好眼睛）出问题就很麻烦了。

再看看具体的弱视治疗策略，部分原文如下：

Success rates of amblyopia treatment decline with increasing age. However, an attempt at treatment should be offered to children regardless of age, including those in later childhood. The prognosis for attaining normal vision in an amblyopic eye depends on many factors, including the presumed onset of amblyogenic stimulus; the cause, severity, and duration of amblyopia; the history of previous treatment; adherence to treatment recommendations; and concomitant conditions. In managing amblyopia, the ophthalmologist strives to improve visual acuity by using one or more of the following strategies. The first is to address causes of visual deprivation. The second is to correct visually significant refractive errors. The third is to promote use of the amblyopic eye by penalizing the fellow eye. While not always achievable，the goal is equal visual acuity between the two eyes. The recommended treatment should be based on the child's age，visual acuity，and adherence with previous treatment as well as the child's physical，social，and psychological status.

上述弱视治疗策略的重点翻译说明如下：

弱视治疗的成功率随着患者年龄增加而下降。无论患者的年龄大小，包括年长的儿童，都应当尝试去治疗。弱视眼的预后取决于许多因素，包括造成弱视原因的起始时间，弱视的原因、严重程度和持续时间；以前治疗史；对治疗建议的依从性，以及并发的情况。眼科医师通过下述一种或多种策略来努力提高视力。

第一种策略是消除形觉剥夺的原因。——解释：比如做手术处理先天性白内障、处理上睑下垂等。

第二种是矫正在视觉上有意义的屈光不正。——解释：比如矫正高度远视、矫正屈光参差、矫正高度散光等。在光学矫正工具（框架眼镜、接触镜）中，RGP 的光学矫正效果最好，成像质量最佳，弱视治疗效果也最好。

第三种是通过遮盖对侧眼来促使弱视眼的使用——解释：遮盖健眼，逼迫弱视眼的视觉发育。

这三种方法是弱视治疗的基本原则。

PPP 中提到的，下列疗法已经用于治疗弱视：

- 光学矫正
- 遮盖
- 药物性压抑疗法
- 光学的压抑疗法
- Bangerter 滤镜
- 手术治疗引起弱视的病因
- 针灸
- 视觉训练

其中对于光学压抑、针灸以及视觉训练，PPP 中认为：或因缺乏随机临床试验证据支持，或因机制不清，或因存在争论，因此这些疗法"需要进一步研究"。

光学压抑疗法（眼镜片）改变对侧眼的光学矫正来引起视物模糊已被用于治疗弱视眼，然而这种技术的有效性有相当大变异，它们还没有经过随机的临床试验所验证。

针灸对斜视性弱视的作用尚未进行研究，针灸治疗弱视的作用机制尚不清楚。

Other eye exercises or forms of vision therapy have been promoted for the treatment of amblyopia as an adjunct to patching. However, there are insufficient cohort studies or randomized clinical trials to make a recommendation to use these techniques.

也有用一些眼球运动和视觉训练的方式来作为遮盖的辅助疗法治疗弱视。然而，还没有足够的队列研究或随机临床试验证明推荐这些治疗方案是可行的。

回到开篇提出的问题：弱视屈光矫正后是否还需要做视觉训练？

从目前最新的弱视临床指南（PPP）所述，弱视训练是"未完全确认，需要进一步研究的"。有学者提出"生活就是最好的训练"。原来最早的弱视训练是"描红、穿珠子、穿针"；后来有弱视训练软件——在电脑上给弱视患儿玩游戏；到了今天手机、平板电脑都成为"弱视训练工具"了，玩游戏可是不枯燥、动力十足呢，这种训练方式是否更容易坚持呢？看来"生活就是最好的训练"是有些道理的。

我们的做法：

对于轻度、中度弱视，只要做好屈光矫正，训练就无处不在。无特殊情况的，不用做专门的弱视训练，因为生活就是训练，手机、游戏就是最容易做的训练。

但是对于一些重度弱视，视力矫正很差，手机、游戏等的视标太小，患者是看不清楚的。这种情况可以根据视力矫正情况，选择适宜的视标（大视标）来做训练，随着弱视治疗，视力提高，再更换为小视标（手机、游戏）训练。

第七节　足矫、欠矫的定义标准对近视控制研究的影响

一直以来，近视是足矫好还是欠矫好都是眼视光学从业者关注的焦点。最近又仔细研读了比较有名的几篇 SCI 文章，发现问题的焦点在于如何定义足矫和欠矫和视力表标准。

一、临床研究中是如何定义足矫和欠矫的

纵览相关的论文，比较有名的几篇文章分别是：

1. Adler D，Millodot M. The possible effect of undercorrection on myopic progression in children. Clin Exp Optom 2006 89：315-321.

2. Chung K，Mohidin N，O'Leary DJ.Undercorrection of myopia enhances rather than inhibits myopia progression. Vision Res 2002 42：2555-2559.

3. Si Yuan Li，Shi-Ming Li，Yue Hua Zhou，et al. Effect of undercorrection on myopia progression in 12-year-old children，Graefes Arch Clin Exp Ophthalmol，DOI 2015 10.1007/s00417-015-3053-8.

4. Yun-yun Sun，Shi-Ming Li，Si-Yuan Li，et al. Effect of uncorrection versus full correction on myopia progression in 12-year-old children，Graefes Arch Clin Exp Ophthalmol DOI 2016 10.1007/s00417-016-3529-1.

在 *The possible effect of undercorrection on myopic progression in children* 中（*n*=48），欠矫组定义为"比足矫正 +0.50D"（即欠矫 50 度近视），未提及视力的变化。未明确说明"足矫"的定义。

该研究结果是，18 个月后欠矫组比足矫组多增加 0.17D 近视。

在 *Undercorrection of myopia enhances rather than inhibits myopia progression* 中，欠矫组定义为"使远视力矫正到 20/40（即小数视力 0.5），大概欠矫正近视 0.75D。"足矫组"的定义是：单眼视力矫正到 6/6 或更佳（即小数视力 1.0 或更佳）——即只对矫正视力提出了要求，对屈光度未要求。

该研究结果是，24 个月后足矫组近视平均增加 0.77D，欠矫组增加 1.00D 近视，两组间有显著差异。欠矫组近视进展更快。

在 *Effect of uncorrection versus full correction on myopia progression in 12-year-old children* 的流行病学调查中，未矫正组定义为未戴镜，足矫组定义为儿童等效球镜度与现有配戴的眼镜相差不超过 0.50D。

该研究结果是，2 年后未矫正组的近视进展比足矫组慢。

在 *Effect of undercorrection on myopia progression in 12-year-old children* 中，

欠矫定义为在主观验光中可以通过增加负镜至少提高 2 行视力且 1 年内不换镜的。欠矫量的定义为：现在所配戴的眼镜等效球镜度与睫状肌麻痹（使用参天制药的美多丽 P 点眼）电脑验光结果的差异。足矫组未明确定义（默认为未符合欠矫的即是足矫正）。

该研究结果是，1 年后欠矫组与足矫组的近视进展无差异。

二、"足矫"到底是什么样的定义

我国和国际对**配镜时的"足矫"**都没有明确的定义。而在主观验光流程中有 MPMVA（maximum plus to maximum visual acuity，最正之最佳视力）作为基本的验光原则。该原则指：验光要获得**最佳**的视力（即能验到 1.5 就是比 1.0 的视力更佳）；在此条件下，选择能达到最佳视力的**最正的屈光度**。

问题来了，MPMVA 是我们做主觉验光的原则和过程，旨在找出患者在主观识别视标条件下的眼球的屈光度。而这个结果却未必是适合配镜使用的。在真实的生活场景中，我们一般不会给患者矫正到 1.5 甚至 2.0 的（当然也不是人人都可以矫正到 1.2 以上）。比如：-2.50D——1.5，-2.25D——1.0，我们给处方常常是给后者，那这样的处方是"足矫"还是"欠矫"呢？

举例说明：

A 按 MPMVA 原则主觉验光结果是：-3.25DS——1.5（A 的视力极限是1.5）；配镜给 -3.00DS——1.0。

B 按 MPMVA 原则主觉验光结果是：-3.50DS——2.0（B 的视力极限是2.0）；配镜给 -3.00DS——1.0。

C 按 MPMVA 原则主觉验光结果是：-3.00DS——1.0（C 的视力极限是1.0）；配镜给 -3.00DS——1.0。

那 A 和 B 的配镜情况是否算欠矫正呢？（我们理解这种情况算欠矫）A 和 B 的情况在上述研究中，在不同的定义下，会被编入不同的组而无一致性（表 2-7-1）。

表 2-7-1　不同的临床研究中"足矫""欠矫"的定义不同

	欠矫	足矫	A 按 -3.00DS—— 1.0 戴镜的分组	B 按 -3.00DS—— 1.0 戴镜的分组
The possible effect of undercorrection on myopic progression in children	比足矫正 +0.50D" （即欠矫 50 度近视），未提及视力的变化	未定义	增加 0.25D 负镜，视力可以从 1.0 提高到 1.5，屈光度变化未超过 0.50D，足矫组	增加 0.50D 负镜，视力可以从 1.0 提高到 2.0，屈光度变化 0.50D，欠矫组

续表

	欠矫	足矫	A 按 -3.00DS——1.0 戴镜的分组	B 按 -3.00DS——1.0 戴镜的分组
Undercorrection of myopia enhances rather than inhibits myopia progression	使远视力矫正到 20/40（即小数视力 0.5），大概欠矫正近视 0.75D	单眼视力矫正到 6/6 或更佳（即小数视力 1.0 或更佳），只对矫正视力提出了要求，对屈光度未要求	视力矫正到 1.0，足矫组	视力矫正到 1.0，足矫组
Effect of uncorrection versus full correction on myopia progression in 12-year-old children	——	等效球镜度与现有配戴的眼镜相差不超过 0.50D	等效球镜度与现有配戴的眼镜相差 0.25D，足矫组	等效球镜度与现有配戴的眼镜相差 0.50D，欠矫组
Effect of undercorrection on myopia progression in 12-year-old children	在主观验光中可以通过增加负镜至少提高 2 行视力且 1 年内不换镜。欠矫量的定义为：现在所配戴眼镜等效球镜度与睫状肌麻痹（使用参天制药的美多丽 P 点眼）电脑验光结果的差异	未定义	增加 0.25D 负镜，视力可以从 1.0 提高到 1.5，属于欠矫组	增加 0.50D 负镜，视力可以从 1.0 提高到 2.0，属于欠矫组

临床中很多儿童 MPMVA 可以做到 1.2，而实际只给矫正到 1.0 做处方。而且这其中有人多给 0.25D 负镜可以从 1.0 到 1.2 的，也有人多给 0.50D 负镜可以从 1.0 到 1.2 的；而且对 1.0 的标准也很有"变化的空间"——是看得非常清楚的 1.0 还是猜出来的 1.0？视力毕竟是一个主观指标，而这些情况算足矫还是欠矫呢？

三、我们对于"足矫"和"欠矫"的理解

验光处方与配镜处方是不同的概念，验光处方的"足矫""欠矫"和配镜处方的"足矫""欠矫"是不同的。验光处方是指通过光学矫正获得最佳视力，反映眼的屈光状态。配镜处方是指综合分析个体情况，通过光学矫正获得符合个体需

求的能看得舒适、持久的处方。验光处方和配镜处方不一定相同。因此,我们提足矫和欠矫定义的时候还需要说明是验光处方还是配镜处方。

我们理解的验光处方的足矫和欠矫是:

验光处方的足矫是"MPMVA"原则,即"最正之最佳视力";

验光处方欠矫:达不到足矫,即为欠矫,欠矫量:与验光足矫处方的差异。

我们理解的配镜处方的足矫和欠矫是:

配镜处方的足矫应该是:视力矫正到1.0时(当视力无法矫正到1.0时,取最佳视力)的最正屈光度。即,需要满足两个条件:第一条件,视力标准:最佳矫正视力1.0及以上时,取1.0;最佳矫正视力1.0以下时取最佳矫正视力;第二条件,屈光度标准:在视力标准下的最正屈光度。为方便理解,参见图2-7-1。

配镜处方欠矫:达不到足矫,即为欠矫,欠矫量:配镜处方与上述配镜足矫处方的差异。

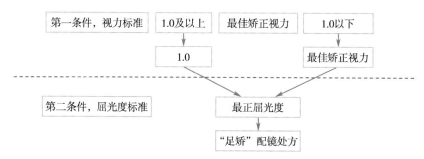

图2-7-1 配镜处方足矫的概念

比如:-2.75DS(1.2),-2.50DS(1.2),-2.25DS(1.0),则-2.50DS(1.2)为验光处方足矫,-2.25DS(1.0)为配镜处方足矫。

比如:-8.50DS(0.8),-8.25DS(0.8),则-8.25DS(0.8)为验光处方足矫,也同时是配镜处方足矫。

四、临床研究应说明视力表的设计检查距离

我国的远视力表的设计距离有5m、3m、2.5m等多种,不同距离设计的视力表的视力检查结果是不同的。所以临床研究应该说明并统一所使用的视力表的设计检查距离。只有使用同样检查距离设计的视力表检查时,屈光度才有可比性。

比如:用2.5m视力表的验光处方是-2.00DS(1.2);而用5m视力表的验光处方是-2.25DS(1.2)。给-2.00D处方时,在前者(2.5m视力表)会被定义为足矫,而在后者(5m视力表)会被定义为欠矫。

小　结

（1）验光处方与配镜处方是不同的概念，验光处方的"足矫""欠矫"和配镜处方的"足矫""欠矫"是不同的。

（2）临床研究中的"足矫""欠矫"的定义不同，直接采用研究中的"足矫""欠矫"对近视进展的影响还需要增加前提条件，不可一概而论。

（3）临床研究还应该要说明并统一使用的视力表的"设计检查距离"；不同检查距离设计的视力表对"足矫"与"欠矫"有影响。

（4）我的理解：验光处方的足矫是"MPMVA"原则，即"最正之最佳视力"；而配镜处方的足矫应该是：视力矫正到 1.0 时（当视力无法矫正到 1.0 时，取最佳视力）的最正屈光度。配镜处方欠矫：达不到足矫，即为欠矫。欠矫量：配镜处方与上述配镜足矫处方的差异。

（5）配镜是"足矫好"还是"欠矫好"仍然不得而知。

第八节 用纸巾擦干手再做护理可减少 OK 镜 配戴者棘阿米巴感染吗

有很多配戴角膜塑形镜的朋友询问有关棘阿米巴感染和硬镜护理方面的问题。最近一则近日中部某省检出一例因配戴角膜塑形镜复查不及时、护理不当，导致感染的棘阿米巴角膜炎的案例刷爆了朋友圈。很多家长都焦虑起来：孩子正在戴角膜塑形镜，怎样预防棘阿米巴感染？

一、什么是棘阿米巴角膜炎

棘阿米巴角膜炎（Acanthamoeba Keratitis，AK）是由棘阿米巴原虫引起的一种新的感染性角膜病，首先发现于 1973 年，临床上并不常见，但近年来病例有逐年增多的趋势。由于该病临床表现复杂，诊断与治疗比较困难，临床上常被误诊为单纯疱疹病毒性角膜炎或真菌性角膜炎。表现为慢性、进行性的角膜溃疡，病程可持续数月之久。患者多为年轻的健康人，男女比例均等，多数有角膜接触镜配戴史（配戴接触镜不当造成角膜损伤）或眼外伤史。

随着医疗水平和人们健康意识的提高，很多感染案例可以早期得到控制，严重的案例已经不多见了。

二、为什么会感染棘阿米巴

棘阿米巴原虫广泛存在于自然界，与人类接触的机会较多，但要造成角膜感染仍然需要一些条件：

（1）角膜上皮损伤。

（2）机体免疫力下降时，如使用免疫抑制剂、糖皮质激素及低蛋白等。

（3）结膜囊微环境改变，如菌群失调（比如滥用抗生素眼液）、pH 改变等，可增加棘阿米巴的侵袭力，在没有角膜外伤或配戴隐形眼镜者也可发病。

（4）戴隐形眼镜：国外报道棘阿米巴角膜炎患者中 75% 与配戴隐形眼镜有关，在我国则没有这样高的比例。北京市眼科研究所 12 年的统计结果显示，我国棘阿米巴角膜炎 28.2% 左右与角膜接触镜配戴有关。因而不能把是否配戴隐形眼镜作为诊断棘阿米巴角膜炎的主要依据，因为角膜外伤及接触污染水源同样可引发棘阿米巴角膜炎，在农村及小城镇，患者大多与戴隐形眼镜无关。

三、如何避免配戴接触镜时的棘阿米巴感染

使用合格的护理液产品（包括各类多功能护理液、过氧化氢护理液），并按

规范操作护理镜片——只要按护理规范,感染的概率会很低。

镜片配适良好,无角膜损伤。角膜完好是避免棘阿米巴感染的重要条件,所以如果角膜是健康正常的,感染的概率会很低。

不超时、超期使用(比如把月抛当半年抛;比如角膜塑形镜戴了多年严重超期还不换)接触镜。

软性接触镜使用高透气的产品,减少角膜缺氧风险;使用频繁抛弃型产品,减少护理液污染和护理污染的风险。

有异常症状时及时就诊。棘阿米巴感染诊断困难,处理复杂,及时就医最重要。

定期复诊。

四、用纸巾擦干手能"带走"棘阿米巴,减少感染的机会吗

有人问,是否用纸巾擦干手能"带走"棘阿米巴,减少感染的机会?就我们的观点看,这一说法没有依据。纸巾也不是无菌的,前面提到棘阿米巴原虫广泛存在于自然界,就是说纸巾也有可能有棘阿米巴污染。用纸巾擦手如何保证是纸巾"带走"棘阿米巴而不是"带来"棘阿米巴(本来没有棘阿米巴的,用纸巾擦手反而增加了带来棘阿米巴的风险)?而且目前也未见到"纸巾擦干手能减少棘阿米巴感染机会"的临床研究结论。

五、棘阿米巴角膜炎的典型症状和病程

绝大多数为单眼受累,个别患者也可双眼发病,起病一般比较缓慢。炎症早期主要表现为角膜上皮的不规则,上皮粗糙或反复上皮糜烂,有时可表现为假树枝状改变。患者常有明显的眼痛、异物感、畏光、流泪和视力减退,其程度往往超出体征,形成"症状与体征分离"的现象。

随着病情发展,炎症逐渐侵及基质层,形成角膜前基质层的斑状、半环状或环状浸润。有些病变类似于盘状角膜炎的改变,部分患者可有放射状角膜神经炎。

如未得到及时诊断与治疗,角膜浸润很快发展成角膜溃疡、基质脓肿,并有卫星灶形成和前房积脓,严重者发生角膜坏死穿孔。如果角膜溃疡累及角膜缘,常导致角膜缘炎,甚至巩膜炎。

棘阿米巴原虫还可以与细菌、真菌及病毒混合感染。

六、棘阿米巴角膜炎的诊断

主要依靠临床表现和实验室检查,角膜刮片进行棘阿米巴原虫培养是比较常用的一种检查方法。实验室检查是确诊的依据。

七、棘阿米巴角膜炎的治疗

1. 药物治疗 目前常用的药物有如下几类：

（1）阳离子防腐剂：体外试验表明阳离子防腐剂有很强的杀灭棘阿米巴滋养体及其包囊的作用，其作用机制是干扰了膜的功能。临床上无论是作为首选用药，还是在其他药物治疗失败的情况下，都显示了良好的疗效。目前常用的是 0.02% 的氯己定（chlorhexidine）和 0.02% 的聚六甲基双胍（poly hexamethyl biguanide PHMB），对角膜上皮没有明显的毒性作用。（很多硬镜护理液中都有，所以用合格的护理产品就能有预防作用。）

（2）芳香族双脒：这类药物是应用最早的、能有效控制阿米巴角膜炎的药物，与阳离子防腐剂具有协同作用。阳离子防腐剂能够破坏膜的功能，有利于芳香族双脒类药物进入虫体发挥作用。二者联合使用，是目前最常用的治疗方案。常用的有 0.1% 普罗帕脒，0.15% 依西双溴丙脒。但长时间应用对角膜组织可产生药物毒性反应。

（3）氨基糖苷类抗生素：巴龙霉素和新霉素与芳香族双脒类药物合用，可进一步提高疗效。应用过程中也应注意其毒性作用，避免长期使用。

（4）咪唑类：主要包括克霉唑、氟康唑、酮康唑、伊曲康唑和咪康唑等。

（5）糖皮质激素：在抗棘阿米巴治疗的同时，是否应用糖皮质激素，目前尚有争议。除非合并有巩膜炎或葡萄膜炎，对于糖皮质激素的使用应该慎重。

药物治疗应采用联合用药的方式，在治疗的不同阶段用药方法也不同。

治疗过程中应该注意阿米巴混合细菌、病毒或真菌感染的情况，如果临床怀疑混合感染，应该及早根据微生物检查结果，同时进行抗菌或抗病毒治疗。

（6）促进溃疡修复的药物：在角膜溃疡进入修复阶段，可辅助应用表皮生长因子和纤维连接蛋白等药物，以及眼表润滑剂，如透明质酸钠等。

2. 手术治疗 在药物治疗无效，角膜炎症进行性加重的情况下，应及时手术，切除病灶，控制炎症，挽救视力和眼球。如果炎症尚未累及角膜全层，可行板层角膜移植术；若为炎症已累及角膜全层，合并大量前房积脓，则应行穿透性角膜移植术。

小 结

棘阿米巴广泛存在于自然界。

角膜完好是避免棘阿米巴感染的重要条件，所以只要角膜是正常健康的，感染的概率会很低。接触镜配戴者应该定期复诊，观察角膜上皮的完整性。

棘阿米巴角膜炎病情复杂，诊断与治疗比较困难。对于眼视光医师和验配师来说，最佳的处理方案是：遇到可疑患者，及时转诊给角膜病专科医师处理。

第九节 远视弱视：框架矫正还是 RGP

本节讨论用 RGP 和框架眼镜矫正远视性弱视的差异，各有什么优缺点。

先来看一个病例：男，12 岁，睫状肌麻痹验光双眼高度远视 +15.00D（0.12），重度弱视。眼轴测量，双眼眼轴在 17.3mm 左右。我们给患儿推荐做 RGP+ 遮盖 + 弱视训练的方案，但家长未接受。

为方便阅读，我们把 RGP 与框架镜矫正远视性弱视的效果比较（17 个方面）总结整理为表 2-9-1。

表 2-9-1 RGP 与框架镜矫正远视性弱视的效果比较

		RGP	框架眼镜
1	放大率	非常小、视物真实	屈光度越高放大率越大；视物不真实
2	视力矫正	对合并高度散光的屈光不正视力矫正效果常常高于框架镜	——
3	视觉效果	接近裸眼视物的效果	镜片厚，透光率变低；像差大，周边视物变形；物像放大，失真
4	视野 *（图 2-9-1）	与裸眼视物效果基本相同	视野缩小，周边产生环形盲区，度数越高越明显
5	成像质量	高	差
6	配戴持续性	因不容易摘戴，患儿能持续戴镜，治疗效果更好	因戴镜后视觉效果差，弱视治疗初期戴框架镜时矫正视力提高不明显，患者常常不愿意戴镜
7	对屈光参差性弱视的治疗效果	对比敏感度、立体视明显高于框架镜；矫正视力提高有效率明显高于框架镜	——
8	弱视治疗效果	文献研究认为 RGP 治疗弱视效果更好，尤其是屈光参差性弱视	相对差
9	辐辏需求 **（图 2-9-2）	几乎与裸眼相同	中、高度远视常常伴随内隐斜、内斜视、高 ACA；对于这一类内隐斜 / 内斜眼位的患者，戴正镜框架镜看近时，可以产生 BO 的棱镜效果，减少负融像性聚散的需求，缓解视觉疲劳
10	放大率对阅读的影响	放大率几乎与裸眼相同	放大率高，对视标的视角放大，更容易阅读

续表

		RGP	框架眼镜
11	验配技术要求	相对高	容易验配
12	异物感	初戴镜时有异物感，需要适应	无
13	日常护理	摘戴护理相对复杂	简单
14	配戴操作时间	相对费时	快捷方便
15	安全性	相对框架镜有风险，但风险低于一般软镜，微生物感染风险约 1.2/10 000	安全，几乎无风险
16	经济成本	相对高	低
17	家长付出的关注度	高，家长需要参与患者的摘戴镜和护理卫教	相对低

视野*

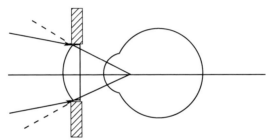

图 2-9-1 戴凸球镜片后视野缩小，周边产生环形盲区，度数越高越明显；而戴接触镜时，视野与裸眼视野基本相同

中、高度远视常常伴随内隐斜、内斜视、高 ACA；对于这一类内隐斜/内斜眼位的患者，戴正镜框架镜看近时，可以产生 BO 的棱镜效果，减少负融像性聚散的需求，缓解视觉疲劳。戴 RGP 时镜片与角膜相贴附并跟随眼球运动，其光学中心与视轴基本保持一致，棱镜效应非常小，看近物时几乎与裸眼相同，对会聚几无影响。

表 2-9-1 中 1～8 项的绿色标注区是 RGP 优于框架镜的特点；9～17 项的黄色标注区是 RGP 不如框架镜的特点。又安全、又方便、又便宜、治疗效果又好的弱视

辐辏需求**

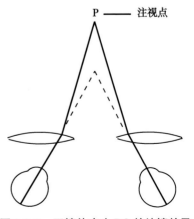

P —— 注视点

图 2-9-2 正镜片产生 BO 的棱镜效果

治疗手段是没有的。临床上我们更倾向于应用 RGP 做弱视治疗。

另外，有人询问是否戴软性接触镜也可以。请注意软性接触镜无法做这么高屈光度的远视镜。即使能做，中央的厚度会非常厚（正镜是中央厚周边薄），这就会影响 DK/L，戴这样的软性接触镜时角膜是很容易缺氧的。而且换算镜眼距离后正度数会更高，以本案例为例，框架镜是 +15D，换算镜眼距离后接触镜需要戴 +18.30D，所以，软性接触镜是不合适的。

第三章

案例与思考

第一节　长期戴软性接触镜后需要停戴多久才可做新的验配

（一）临床案例

女，33岁，自诉两个月前在外院验配软性散光角膜接触镜，一直视力波动，不稳定。瞬目几次后视力可获得暂时性提升，镜片具体参数不详。

裂隙灯检查中，我们发现镜片散光标志不稳定，轴向随瞬目运动而变化较大，尤其以右眼为明显。摘镜后检查，裂隙灯检查角膜无特殊。多次角膜地形图检查发现其双眼角膜散光较大如图 3-1-1 所示。正常情况下，人双眼的角膜曲率差异不会太大，而本案双眼角膜曲率平 K 陡，而且双眼角膜散光相差 4.39D-2.03D=2.26D，考虑到刚摘镜，地形图可能测不准，嘱患者停戴软镜一周后再来复查。

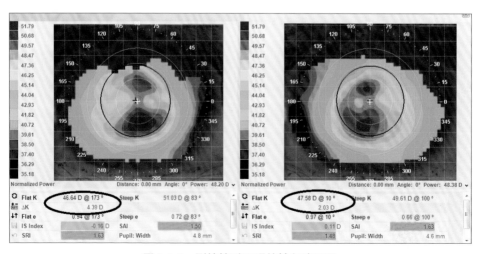

图 3-1-1　刚摘镜时双眼的轴向地形图

患者停戴镜一周后来复查，重做角膜地形图检查，如图 3-1-2 所示。双眼平 K 都平坦化了，右眼的角膜散光由前面的 4.39D 下降为 2.70D。

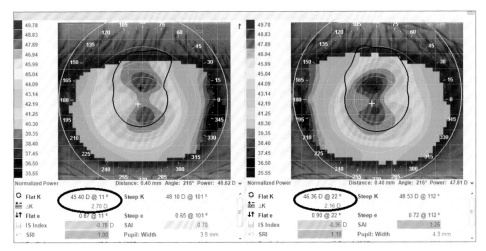

图 3-1-2　停戴镜 7 天后双眼轴向地形图

再看看这前后 7 天的切线差异地形图，我们可以看到 7 天后停戴软镜的地形图就像是做过角膜塑形一样——中央角膜曲率平坦化了（图 3-1-3）。这种情况估计是刚摘镜时角膜轻度水肿，造成角膜曲率高，停戴后角膜水肿消除，角膜曲率回复了。

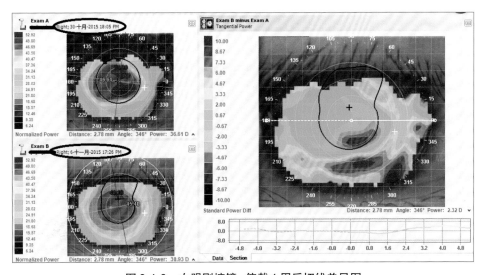

图 3-1-3　右眼刚摘镜 - 停戴 1 周后切线差异图

我们认为这次的地形图结果比较可信,给验配了 RGP 后,视力矫正佳,再无视力波动问题。

(二)讨论

1. 对角膜散光的矫正,RGP 更优

本案患者主诉是"视力波动",裂隙灯检查发现散光软镜轴向不稳定,随瞬目运动而变化较大。提示原来验配的软性散光接触镜配适不佳。散光软镜靠定位系统设计来稳定镜片定位,保证镜片的轴向稳定。但对于过大的角膜散光,或者角膜不规则时,则常常效果不佳。这种问题可以通过散光软镜试戴评估时发现,如轴向不稳定的,可以做 RGP。球面 RGP 通过泪液镜来矫正散光,RGP 镜片没有轴向定位系统;更高的角膜散光则通过复曲面 RGP 设计与角膜良好契合来达到稳定的配适。

散光软镜配戴后视力矫正差,甚至不如配戴球面软镜的案例不少,所以选择好适应证很重要。角膜散光过大,角膜不对称,不规则角膜还是 RGP 矫正效果更佳。

2. 停戴软镜后需要多长时间检查才可验配 RGP 或角膜塑形镜

长期戴软镜,刚摘镜后角膜是会有轻度水肿的,而这种水肿量会非常小,一般在 5% 以内,是肉眼观察不到的。所以,我们无法通过观察角膜是否水肿来判断角膜曲率是否受到影响。

对于这个问题,有很多种说法,有人认为软镜不影响新的验配;有人认为要停戴一周或更长时间;不同的书籍描述的标准也不同但多要求停戴,停戴时间从 1 天至 1 个月不等。我们认为回答这个问题,需要看验配的目的是什么。

(1)如果还是验配软镜,则可以通过软镜的戴镜评估来确认是否停戴。

(2)如果是验配 RGP,尤其是需要靠计算法的复曲面 RGP 验配,对角膜曲率测的准确性要求高,则需要停戴;本案如果立即就按地形图或角膜曲率计测量的参数计算做复曲面 RGP 就会出现配适问题了。

(3)如果是要验配角膜塑形,甚至是要做角膜屈光手术的话,对角膜表面形态测量的精度要求更高,更需要强调停戴。

3. 具体需要停戴多久

由于个体的角膜恢复情况是有差异的。我们认为,通过地形图观察对比是否恢复到原始的配镜前的状态是比较好的确认指标。但是如果之前没有做过角膜地形图的,那只能尽量停戴,且越长越好。对于角膜曲率测量要求高的塑形镜、屈光手术,还是多停戴一段时间为好,一般认为是停戴至少 2～4 周。

第二节　利用不完整信息给满意处方

（一）临床案例

男，49 岁，戴镜 2 年，看远舒适清晰，日常近距离用眼较多，主要以在 50～60cm 距离使用电脑为主。最近开始感觉视近困难，但仍坚持戴原镜。10 天前原来配戴 2 年的舒适眼镜损坏了，新配了一副眼镜，但看近困难现象未改善。在本院做检查，检查做了一半，就接到电话有事匆匆离开了，后提出要求：他不再方便过来了，能否给配一副清晰舒适能用的眼镜邮寄到家？

本院完成的检查如下：

原来一直配戴的"舒适"眼镜，以下简称 A 镜，测光：

OD　-6.25DS（矫正视力未知）

OS　-6.00DS（矫正视力未知）

光学中心距 70mm

最近新配戴的眼镜度数，——以下简称 B 镜，测光：

OD　-6.75DS（0.6）

OS　-6.50DS（0.6）

光学中心距 70mm

电脑验光：

OD　-6.75DS

OS　-4.25DS/-2.50DC×180

主觉验光：

OD　-6.75DS（1.0-）

OS　-4.25DS/-2.50DC×180（1.0-）

主导眼　左眼

裂隙灯检查：左眼鼻侧翼状胬肉，静止无发展，可能是造成左眼角膜散光的原因。其余眼健康检查无特殊。

调节相关检查未做。

虽然本案患者眼视光检查未完全，但是我们还是想尝试满足他的需求。从已有的检查结果和信息看，我们本次给的处方（以下简称处方镜）为：

OD　-6.25DS（未来得及查矫正视力）

OS　-5.00DS/-0.75DC×180（未来得及查矫正视力）

瞳距 70mm

（二）分析

从本次主客观验光的结果看，A 镜右眼欠矫正，但考虑患者的年龄和用眼需求是合理的，但左眼未给散光，如果按等效球镜度计算左眼近视过矫正 −0.50D。

B 眼镜，右眼足矫正，按等效球镜度计算左眼近视过矫正 −1.00D，而且未给散光。对患者的年龄来说，过矫正容易视疲劳。

处方镜：患者 49 岁，还算年轻，而且用眼多，对清晰度有要求，所以左眼散光可先少量的给部分（0.75D），剩余部分折算为等效球镜加入球镜。这种做法总的度数比 B 镜少给近视 −1.12D，看近相对容易。但问题是左眼增加了散光，而且左眼是主导眼，患者原来没有戴过散光眼镜，这就需要一个适应的过程。适应期可能会有不适应（可能会表现为轻微头晕），但适应过后会视物更清晰，而且因为近视度数减少了，减少了看近的调节需求，视近更持久。右眼仍保持旧镜的处方不变。患者坚持戴几天后能适应。

患者从未戴过渐变镜，而渐变镜的使用方法与常规眼镜不同，使用渐变镜时需要改变阅读习惯，而且视野会变小。本次和患者交流时间有限，并未提到渐变镜，更未介绍渐变镜。虽然没有检查患者调节功能，但推断其调节力尚可，按最小调节幅度计算患者应该还有 15−49/4=2.75D 的调节，而且处方镜右眼欠矫了 −0.50D，左眼也解除了 A、B 镜过矫的情况，相当于给了额外的"近附加"。按使用调节幅度一半就舒适的原则，相当于患者日常可舒适使用 2.75/2（最小调节幅度一半）+0.50D（近视欠矫正部分）=1.88D 的调节，计算阅读距离为 1/1.88=53cm（看电脑基本够用）。

所以建议先适应本次的单光镜，以后如看近仍有疲劳再考虑渐变镜。

我们按处方镜加工制镜并邮寄给患者，反馈戴镜清晰舒适，视觉质量比原来的眼镜明显改善和提高。

（三）案例小结

本案患者的检查不完全，沟通也未充分。在有限信息的条件下，如何给好处方，推断可能的情况也是视光师需要掌握的技能。

本案患者适合渐变镜验配，但是渐变镜的使用方法与常规眼镜不同，使用渐变镜时需要改变阅读习惯，而且视野会变小。其实渐变镜是在牺牲了视野、视觉质量的情况下获得"能看远看近"的便利的，渐变镜不是一副"能自动变焦"的眼镜。实际工作中是需要和患者充分沟通的，否则很容易造成投诉。

第三节 双眼平衡，你真的做到位了吗

（一）临床案例

有家长咨询了一个临床案例如下：

男，6岁，裸眼视力：OD 0.4，OS 1.0，眼位正，眼健康检查无特殊。

环喷托酯睫状肌麻痹验光：

OD：+2.50DS/−2.00DC×160（0.4）

OS：+3.25DS/−0.75DC×180（1.0）

2天后按MPMVA原则复光：

OD：+2.75DS/−2.25DC×150（0.5）

OS：−0.75DC×180（1.0）

验光师给配镜：

OD：+2.75DS/−2.25DC×150（0.5）

OS：−0.75DC×180（1.0）

家长询问可以按这个处方配镜吗？

（二）分析

6岁，男，最佳矫正视力低于0.6，排除器质性病变，结合睫状肌麻痹验光检查结果，可以诊断为右眼屈光不正性弱视（子午线性弱视）。左眼远视大于3D，按儿童配镜原则，需要配镜，所以双眼都需要屈光矫正。

此外，双眼矫正视力相差2行以上，还需要遮盖健眼。由于弱视程度不高，视力矫正到0.5，属于轻度弱视，每天遮盖健眼2h即可。

右眼睫状肌麻痹前后的屈光度变化不大，而左眼复光较睫状肌麻痹验光结果少了约+3D的正镜。这意味着，患者双眼同时视远时，左眼（好眼）戴−0.50DC×180镜片付出了约3.00D的调节看到1.0，此时右眼也付出3.00D的调节，戴+2.75DS−2.25DC×150的镜片其实是看不到0.5的视标的，其屈光状态相当于一个−3.00D的假性近视的状态（看远时有3D的调节）。这样其实是对弱视眼的进一步压抑，有害无益了。

这种情况可能是验光时没有做好雾视造成的。要注意的是，对这类患者，双眼的矫正视力相差比较大，复光时验光师常常是对单眼验光，而不做双眼平衡，也无法做双眼平衡。此时比较容易出现本案中的错误。

正确的做法是：

方案一：给处方时考虑到双眼的调节平衡，可以在睫状肌麻痹状态，保留生理性远视（1.75D）直接给处方为：

OD：+0.75DS/−2.00DC×160

OS：+1.50DS/−0.75DC×180

这个处方可能患者左眼戴镜后因为习惯用调节而无法放松调节，反而戴镜后的矫正视力下降，但戴镜一段时间能习惯放松调节后，视力能逐步提高。

方案二：如果是需要复光的话，那就要考虑双眼的调节平衡问题，可以参考睫状肌麻痹验光处方保留生理性远视。考虑到健眼可能习惯用调节，调节不容易放松，验光时一定要做好雾视，做好 MPMVA，给尽量多的正镜。弱视眼按健眼复光的调节量做保留。

比如本案复光如果做好雾视，调节充分放松，左眼复光结果为：OS：+0.75DS−0.75DC×180。（右眼是弱视眼，最佳矫正视力 0.5，对复光时给的屈光度变化不敏感。所以对弱视眼，尤其是视力矫正差的弱视眼复光的意义不大。）此时：左眼习惯使用（+3.25）−（+0.75）=+2.50D 的调节，所以给右眼也保留+2.50D 的调节，这样双眼的调节就平衡了，给处方：

OD：−2.00DC×160

OS：+0.75DS/−0.75DC×180（等效于 +0.75DC×90）

与方案一相比，这种做法给的正镜少，可能戴镜时视力矫正较好，但因为要使用较多的调节，以后可能容易造成眼轴增长快，但从近视防控的角度来看不是很理想。

（三）案例小结

（1）对于弱视眼来说，最佳矫正视力差。主觉验光时弱视眼（对屈光度变化）视力的反应不敏感，所以复光意义不大。一般睫状肌麻痹验光下直接给处方，如有内隐斜，调节性内斜视，高 AC/A 的情况要尽量足矫远视，使得戴镜后眼位正位。如果眼位正常的，可以保留同龄儿童生理性远视给处方（可以比生理性远视多保留 0.25～0.50D 远视）。所以推荐上述方案一的处方。

（2）注意弱视眼常常调节力会比健眼差，如患者能配合的建议再检查调节幅度，调节力弱的需要结合做调节训练。

（3）如果没有弱视，但儿童年龄较小，不具备主觉验光的配合能力，也按睫状肌麻痹验光下直接给处方，处方原则同上。

（4）保留生理性远视时要考虑双眼调节平衡，双眼尽量保留等量的远视屈光度。

（四）为什么要按视力矫正更差的处方来配镜呢

最后，验光师提到：对左眼复光时 −0.75DC×180（1.0），如果给 +1.50DS/−0.75DC×180 视力只能矫正到 0.5，还要按矫正视力更差的处方配镜，这是否就不符合配镜原则了呢？

其实这样的情况在远视儿童中非常常见。远视眼的眼球屈光力低，看任何距离都需要使用调节，以代偿过低的屈光力，患者会习惯这种随时使用调节的状态。而这种情况就很像调节痉挛引起的"假性近视"，对于假性近视眼来说，也同样是随时都习惯使用额外的调节，所以验光容易近视过矫正。

给远视眼正镜矫正，让其减少使用自身的调节；与假性近视眼少给过多的负镜（即给正度数），让其减少使用自身的调节是一样的。

例如：小瞳主觉验光 −5.00DS（1.0），睫状肌麻痹验光为 −3.00D S（1.0），这就是一个"假性近视"的患者。对于这个假性近视的患者来说，如果直接给配镜 −3.00DS（即在小瞳主觉验光基础上给 +2.00D），视力矫正可能只能达到0.4。但一段时间后，患者会慢慢习惯放松调节看远，视力能提高到1.0的。

换成是本案中的远视情况就是：小瞳主觉验光 −0.75DC×180（1.0），睫状肌麻痹验光为 +3.25DS/−0.75DC×180（1.0），患者习惯随时使用 +3.25D 的调节力。如果直接保留 +1.75D 生理性远视给配镜 +1.50DS/−0.75DC×180，视力矫正可能只能达到0.5。但一段时间后，患者会慢慢习惯放松调节看远，视力能提高到1.0。

远视与假性近视是不是很像？所以，我们在文中提到"但戴镜一段时间能习惯放松调节后，视力能逐步提高。"

第四节　水平、垂直方向都复像的眼视光学处理方法

（一）临床案例

女，25岁，7个月前无明显诱因出现复像，在水平和垂直方向都复像，且有代偿头位，在多家知名医院眼科、神经内科做过多次相关的检查，未发现眼和神经方面器质性病变或颅内占位。近来感觉复像略有减少，但复像仍存在、远距明显，近距视物集中注意力可克服，仍有代偿头位，症状影响日常生活和工作。

双眼前后段检查无特殊，双眼各向运动正常。

屈光检查：

　　OD：−7.00DS（1.0）

　　OS：−7.00DS（1.0）

远距隐斜检查：

　　水平：BO 16$^{\triangle}$　垂直：右眼 BD 10$^{\triangle}$

　　近距：测量多次，但测量重复性差，不稳定。

（二）分析与处理

本案我们考虑"神经源性的运动性融像障碍"。由于已充分排除眼和神经方面器质性病变或颅内占位，目前只考虑对症治疗。此类患者常常在不同的注视方向的斜视量不同，但我们只能处理第一眼位（双眼正视前方时）的复像，不考虑注视其他方向时的复像症状，和患者充分沟通后表示理解。患者看远复像明显且试戴舒适，我们以看远的检查结果为主做棱镜设计。

按远距隐斜检查结果，患者右眼戴 16$^{\triangle}$BO 和 10$^{\triangle}$BD 时，可以中和其斜视量。所以，棱镜处方的计算如下：

（1）对远距隐斜检查结果的三棱镜量做矢量合成（图 3-4-1）。

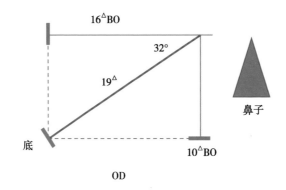

图 3-4-1　对远距隐斜检查结果的三棱镜量做矢量合成

即：按勾股定理计算矢量合成的棱镜度是：矢量合成棱镜度为 19$^\triangle$。方向为：tgα=10/16=0.625，所以按反正切值计算 α=32°。所以，矢量合成棱镜度底的方向为 180°+32°=212°。

（2）按棱镜均分于双眼的原则，先给 2/3 的棱镜足矫量给患者试戴：给右眼 7$^\triangle$212°／左眼 7$^\triangle$32°（共 14$^\triangle$）和右眼 6$^\triangle$212°／左眼 6$^\triangle$32°（共 12$^\triangle$）试戴。结果患者接受右眼 7$^\triangle$212°／左眼 7$^\triangle$32°的视觉效果，复像基本消除，代偿头位消除。

（3）我们按上述处方给患者做如下压贴式三棱镜压贴（图 3-4-2），患者戴镜满意，看远看近复像都消除。

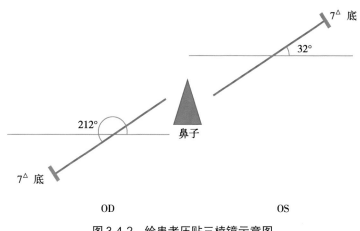

图 3-4-2　给患者压贴三棱镜示意图

（三）案例小结

（1）本案患者双眼运动"不共轭"，所以产生了复像，属于运动性融像障碍。由于双眼各向运动正常，所以未诊断"麻痹性斜视"，而诊断为"运动性融像障碍"。颅脑外伤、糖尿病、病毒感染、颅内占位病变等是这一类神经源运动性融像障碍的常见原因，临床上需要眼科和神经科，内科等多临床科室共同诊断，治疗原发病。当不能诊断原发病或原发病治疗效果不佳复像仍存在时，可以用三棱镜对症处理复像。

（2）当同时存在水平和垂直方向的棱镜时，计算矢量合成棱镜量和棱镜底的方向给试戴。当然也可以不按棱镜的矢量合成，而一眼放水平方向棱镜、一眼放垂直方向棱镜的方式处理，但这样做镜片外观不美观。

（3）由于棱镜比较难适应，所以一般以第一眼位的斜视测量结果作为棱镜中和的参考，先给 1/2～2/3 的棱镜量给患者试戴棱镜，以患者的主观感受为给棱镜处方的标准：在可接受的舒适度的情况下的尽量大的棱镜量。

（4）棱镜均分于双眼，可使镜片对称美观，避免一边镜片边缘过厚。如果用压贴式三棱镜的，也可使双眼镜片一致，避免一边镜片透明一边镜片贴"半透明"三棱镜的情况（这样外观会很难看）。

（5）棱镜均分于双眼的原则是：内与内，外与外。本案矢量合成的棱镜在一斜轴方向，可认为是把水平方向上 BO 的棱镜均分并旋转了 32° 来做的（见图 3-4-2）。

第五节　近视性弱视需要弱视训练吗

（一）临床案例

男，4岁，家长发现患儿左眼视力差1年。走访多家医院眼科检查，均发现其左眼高度近视，IOL-Master测眼轴长（24.45mm），左眼眼底检查豹纹状，右眼无特殊。现患儿每天戴镜，全天用眼罩遮盖右眼，并"遮5放1"（遮盖五天打开一天）；同时在做红光闪烁、精细视觉弱视训练和一种称为"脑力训练"的融像训练。

检查如下：

原镜测光：

OD：PL（1.0）

OS：−7.50DS/−2.00DC×180（0.4）

验光：

OD：+0.50DS/−0.50DC×180（1.0）

OS：−7.50DS/−2.00DC×180（0.4）

眼位正位，左眼底豹纹状，其余检查同前。我们查看患者家长带来的"脑力训练"说明，要求训练时患者戴红绿眼镜，从训练过程的描述看是一种融像训练。

我们给患儿左眼做了RGP试戴，患儿摘戴镜配合非常好，过程很顺利，片上验光矫正视力到0.5+。

家长询问：

（1）需要遮盖吗？如需要，要怎么遮盖？

（2）弱视训练需要做吗？

（3）"脑力训练"（融像训练）需要做吗？

（4）目前的最佳矫正方案是什么？

（二）案例分析

问题一：需要遮盖吗？如需要，要怎么遮盖？

（1）本案左眼矫正视力0.4，视力差的原因可能是与高度近视眼底有关。而且，4岁儿童（RGP）矫正视力到0.5，按最新的弱视诊断标准已经不诊断弱视了。

（2）遮盖是为了解除双眼间的竞争性和抑制性作用，去除"好眼"对弱视眼的抑制，逼迫弱视眼发育。按现在对弱视遮盖的研究，轻度弱视每天遮盖2小时与全天遮盖的效果等同。全天遮盖时，在学校会被同学取笑，影响患儿的心理状态，如只是回家每天遮盖2小时则不会有社会心理层面的影响。

（3）遮盖本身可能会造成形觉剥夺，而且还是严重的形觉剥夺会促进近视进展。远视性弱视儿童不用担心近视进展的问题，远视患者如能发生"近视快速进展"还能降低远视度数，可以说是好事。但是本案中的患儿右眼没有远视，如全天遮盖好眼，还"遮5放1"（遮盖程度高）就是对右眼的形觉剥夺，可能会促进右眼发生近视的。而且戴 RGP 后视力矫正到 0.5，所以不建议遮盖，即使一定要遮盖观察一下效果的，也只能短期、短时的遮盖，比如：遮盖 1 个月，每天遮盖 2 小时。

问题二：弱视训练需要做吗？

弱视精细视觉训练是在近距离做的，经常做的话近距阅读压力比较大，会促进近视。"红闪"同样会因为红光刺激促进近视发展。对于远视性弱视来说，"促进近视发展"就是减少远视，是好事，但本案的患儿是近视眼，做这些训练只会越来越近视，有害无益。

问题三："脑力训练"（融像训练）需要做吗？

屈光参差时，如戴框架眼镜会造成双眼像不等，一般认为成人能耐受的视网膜像不等是 5%，对应框架镜的屈光参差量是 2.5D，如超过则会出现融像困难，视物疲劳，严重的出现视觉抑制和复像（图 3-5-1）。

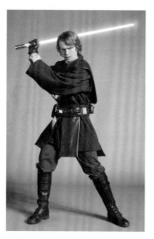
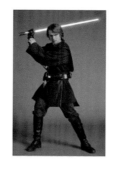

右眼 戴平光眼镜　　　　　　　左眼戴−8.00DS眼镜，看到的影
　　　　　　　　　　　　　　像明显缩小，看到的影像更暗

图 3-5-1　高度屈光参差，不等像

双眼传递到大脑的影像大小不同，一边大一边小而且差异太大，大脑无法融像，为了避免产生视觉混淆，大脑会主动"屏蔽"屈光不正高的、变形的、放得太大或缩得太小的图像，即视觉抑制——把高度屈光不正眼传递来的图像信号抑制了，等于没有使用这只眼。

虽然儿童对不等像的耐受好于成人，可以耐受接近 10% 的像不等（5D 的屈光参差量），但本案患者屈光参差已经 8D，也超过了可能的耐受范围。也就是说，患儿在戴镜做融像训练时，双眼看到的图像因为严重不等，左眼的视觉信号仍然被大脑抑制，很难有融像结果的。如要做融像训练，需要先解决不等像的问题。

问题四：目前的最佳矫正方案是什么？

患儿目前右眼基本是正常的，我们尝试给左眼做 RGP 试戴时，片上验光矫正视力已经达到 0.5，就这一条指标已经可以排除左眼弱视诊断了。而且戴 RGP 产生的放大率变化会非常小，也就同时解决了双眼不等像的问题。

配戴 RGP 后，患儿获得视力矫正，左眼视网膜上的像变清晰了，而且双眼像等同。去除了可能造成弱视的病理机制，即使是有需要做融像训练的也可以进行了。

（三）处理方案

综上所述，本案可诊断为：屈光参差，左眼高度近视。处理建议是：

（1）左眼验配 RGP，定期复诊。

（2）停做精细视觉弱视训练和红光闪烁弱视治疗。

（3）不建议遮盖，如一定要遮盖的，可以尝试连续 1 个月，每天遮盖右眼 2 小时，1 个月后复诊观察。

（4）目前眼位检查正位，没有做融像训练的必要。

结果：虽然我们已经和家长充分沟通了，但是家长还是拒绝了我们的处理建议。家长对于"低龄儿童戴隐形眼镜"不能接受，而且觉得非常麻烦，所以还是准备继续戴框架镜，而且还要继续弱视训练……

很多弱视儿童都是高度远视、中高度散光、屈光参差造成，这些都是 RGP 治疗的良好指征，可以获得非常好的弱视治疗效果。我们自己推荐低龄儿童验配 RGP 的成功率也不高，还是有很多家长无法接受，或觉得麻烦，或觉得不安全。可见民间传说的"儿童不能戴隐形眼镜"影响力巨大，我们的患者教育还远远不够。

第六节 高度远视内隐斜矫正：视力优先还是眼位优先

（一）临床案例

患者男，6岁，高度远视，内隐斜，交替遮盖试验时眼球从内向外转动明显。

原镜：

OD：+4.00DS（0.5）

OS：+4.00DS（0.5）

戴原镜做交替遮盖试验内隐斜。

环喷托酯睫状肌麻痹验光：

OD：+7.00DS（0.5）

OS：+7.00DS（0.5）

给配镜处方（保留+1.50D生理性远视）：

OD：+5.50DS（0.3）

OS：+5.50DS（0.3）

在该处方下戴镜做交替遮盖试验，眼位正位。

家长问：为什么新配镜矫正视力反而不如原来的眼镜？曾经在"视觉训练店"做过弱视训练，裸眼视力从0.1提高到0.5，但训练时是不戴矫正眼镜的，以后弱视训练时还需要戴镜吗？

（二）分析

患儿戴原镜时，戴镜后是一个约为+3.00D中度远视状态，习惯性使用+3.00D的调节。用睫状肌麻痹验光时，表现出完全的总远视+7.00D。当睫状肌麻痹药效消失后，又变成了习惯使用调节的中度远视状态。这是一个类似"调节痉挛"的状态，当戴保留了+1.50D的生理性远视的处方镜时，习惯使用+3.00D调节的眼睛会表现出一个−1.50D的"近视状态"，所以在此处方下，矫正视力反而不如原镜。

举例：一调节痉挛的"假性近视眼"，小瞳验光−1.50D（1.0），睫状肌麻痹验光PL（1.0）。假性近视下的小瞳验光结果就是上述"习惯使用调节的中度远视状态（戴原镜）"；而睫状肌麻痹验光后平光的状态相当于上述给的配镜处方情况（图3-6-1）。这与本章第三节中提出的问题一样。

中高度远视者，看任何距离都使用调节，所以调节性辐辏大，容易内隐斜，甚至内斜视。原镜远视欠矫正时，仍然需要随时使用调节而内隐斜大、容易视疲劳；而且要随时使用至少3D的调节，容易调节痉挛，调节疲劳。

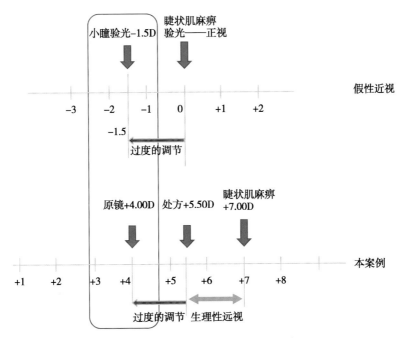

图 3-6-1　本案情况与假性近视相比较

如果做弱视训练时不戴镜，只会大幅增加调节需求，更容易出现疲劳，刺激更多的调节性聚散，加重内隐斜。当调节失代偿时，视网膜光学离焦、视物模糊，弱视训练效果变差。

（三）处理原则和方案

其实本案是：中高度远视伴内隐斜 / 内斜视时，是考虑矫正视力优先还是眼位控制优先的问题。按上述分析，应优先考虑眼位矫正，患者习惯放松调节后，视力会逐渐提高。就像调节痉挛的假性近视者，哪怕戴近视镜能暂时获得更好的矫正视力也不应该戴近视眼镜。

处理方案：坚持配戴处方镜。向家长说明治疗方案的原理，且矫正视力会逐渐提高。就像假性近视患者，去除调节痉挛的诱因后，裸眼视力也会逐渐提高。

可结合正镜排序训练，放松调节，如效果不佳的可以短期使用睫状肌麻痹剂；如家长接受，还可以使用远视欠矫正 1D 的眼镜过渡，待习惯后再戴回本次开出的处方镜。

眼镜应该随时戴，看远看近都戴。

坚持戴镜一周后复诊，以后每 3 个月复诊。

第七节 伪盲视力减退的检查方法

（一）临床案例

女，7岁。学校常规体检发现双眼视力差，在多家医院，做过很多相关检查（眼底照相、OCT、视野等）均未发现原因，家长很着急，来我院检查，结果如表 3-7-1 所示：

表 3-7-1 基础眼视光检查

	OD	OS
裸眼视力	0.25	0.25
电脑验光	+0.75DS	+1.00DS−0.25DC×52
角膜曲率	7.87/42.88@180	7.95/42.45@6
	7.67/44.00@90	7.80/43.25@96
NCT	15.7mmHg	16.3mmHg

眼球各项运动正常，眼位正位，裂隙灯、眼底检查无特殊。

给予平光镜片戴镜后查视力双眼远、近视力均 1.0！

这就是一个典型的伪盲。避开患儿后我们和家长做了充分沟通，需要家长在心理上做充分的引导。

（二）伪盲视力减退的检查

患者只有视力减退，外眼、眼前节及眼底均无异常，在排除弱视与神经科疾患后，应考虑伪盲的可能性。伪盲有伪装视力完全消失的；也有伪装视力减退的。患者为避免行动困难或怕伪装不够逼真，一般伪装多为单眼性，伪装双眼全盲者少见。伪盲单眼视力减退的检查包括以下方法：

我国的国际标准视力表中，各行的视力值和所对应的设计距离为表 3-7-2 中所示。

表 3-7-2 视力值和所对应的设计距离

视力值	0.1	0.2	0.3	0.4	0.5	0.6	0.7	0.8	0.9	1.0	1.2	1.5	2.0
设计距离 /m	50	25	16.6	12.5	10	8.33	7.14	6.25	5.55	5	4.16	3.33	2.5

表中的"设计距离 /m"表示在该距离对应的视力值形成的视角正好是 1 分视角。比如：

1.0 的视力值（1.0 视标）在 5m 距离对应 1 分视角，在 5m 距离正好能看到 1.0 视标，则视力是 1.0；

0.5 的视力值(0.5 视标)在 10m 距离对应 1 分视角,在 10m 距离正好能看到 0.5 视标,则视力是 1.0;

0.3 的视力值(0.3 视标)在 16.6m 距离对应 1 分视角,在 16.6m 距离正好能看到 0.3 视标,则视力是 1.0;

0.1 的视力值(0.1 视标)在 50m 距离对应 1 分视角,在 50m 距离正好能看到 0.1 视标,则视力是 1.0;

2.0 的视力值(2.0 视标)在 2.5m 距离对应 1 分视角,在 2.5m 距离正好能看到 2.0 视标,则视力是 1.0;

以此类推。所以,可以利用这个视力表变距使用的原理来对伪盲患者做检查。比如:上述举例的各种检查都对应 1.0 视力,但如果在检查过程中患者一会能看到视标,一会不能看到,说明是伪盲。(即,同样是 1.0 的视力,采用变距使用视力表的多种方式检测,正常者都会是 1.0 的视力;伪盲者则会在不同的变距视力检测中视力变化。)

或者遮盖好眼,令患者站在 6 米远的视力表前,记录所看的字行视标,再令患者在 4 米远处看视力表,如仍坚持只能看出 6 米远看的那一行,即说明伪盲。

也可以记录单眼视力,然后在伪盲眼前置一个低度球镜片或平面镜片,好眼前置一个 +12.00 屈光度球镜片(令好眼视力大幅下降),让患者同时看视力表。如果所得视力较伪盲眼单独视力更好时,则证明伪盲。

视觉诱发电位(VEP)检查可测出其他方法不能获得的任何人或动物的视力,是目前**最精确**、**客观**和可靠的伪盲检查法。

鉴别伪盲后,对患者做心理疏导,或转诊精神科。

第八节　超高度角膜散光的RGP验配

（一）临床案例

患者女，28岁，双眼高度散光，在多地验配眼镜都未能获得舒适的视觉效果。检查结果：双眼前后段无特殊，眼位正，眼压OU 15mmHg。双眼屈光相关检查结果如表3-8-1所示。

表3-8-1　双眼屈光相关检查结果

眼别	电脑验光	全矫验光结果	角膜曲率计曲率	角膜地形图曲率	e值	HVID/mm
右	+2.25DS/ −8.50DC×4	+1.75DS/ −7.75DC× 5（0.8）	7.88/42.875@180 6.80/49.625@90 dk：−6.75D	7.96/42.38@2 6.98/48.33@92 dk：5.95D	0.57	11.4
左	+0.75DS/ −6.00DC×2	+0.75DS/ −5.75DC× 180（1.0）	7.76/43.50@180 6.91/48.875@90 dk：−5.375D	7.71/43.78@3 6.91/48.87@93 dk：5.09D	0.57	11.4

双眼角膜地形图表现为规则，对称的领结形，角膜散光为边到边的散光（图3-8-1，图3-8-2）。

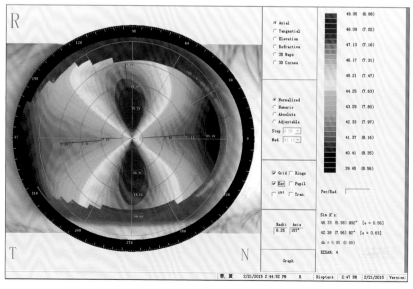

图3-8-1　右眼角膜地形图

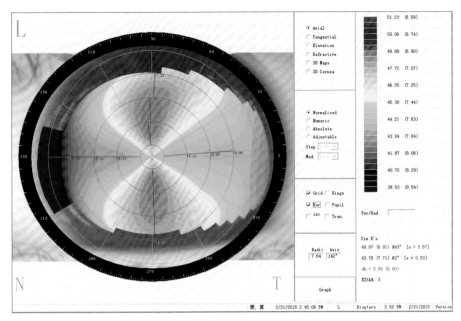

图 3-8-2　左眼角膜地形图

（二）分析

按双眼的框架眼镜验光处方，换算为光学十字，并换算镜眼距离后，换算为角膜顶点平面的屈光度。注意，散光度数高时一定要做镜眼距离转换后，化为角膜顶点平面的屈光处方后计算的总散光，才可与角膜散光相比较（图3-8-3）。

从图3-8-3中获得的转换后的光学十字，可以计算出角膜顶点平面的矫正处方：

OD：+1.75DS/−7.35DC×180（角膜顶点平面总散光7.35D）

OS：+0.75DS/−5.46DC×180（角膜顶点平面总散光5.46D）

双眼都是高度角膜散光，角膜曲率计测量值计算角膜散光为：右眼6.75D，左眼5.375D；角膜地形图角膜散光为：右眼6.01D，左眼5.09D。**用常规的球面RGP肯定是无法获得良好的定位的**。为了增加印象，我们特意用球面RGP做了试戴拍照。配适非常差，由于角膜顺规散光很大，上下方镜片翘起非常大，配适不稳定，镜片容易掉出（图3-8-4，图3-8-5），片上验光不稳定，患者异物感强烈，难以耐受。

常规球面RGP是无法处理如此大的角膜散光的，所以我们准备给患者做复曲面的RGP设计。

从镜眼距换算后的总散光，与角膜曲率计测量的角膜散光计算内在散光为：

OD：7.35D−6.75D=0.60D

OS：5.46D−5.375D=0.085D

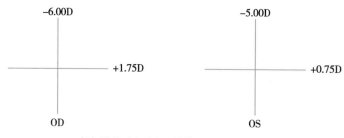

框架眼镜验光处方，换算光学十字

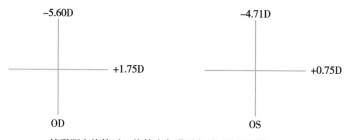

镜眼距离换算后，换算为角膜顶点平面的屈光度

图 3-8-3 角膜顶点平面的屈光处方换算

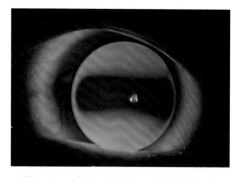

图 3-8-4 右眼 常规球面 RGP 基弧 7.7

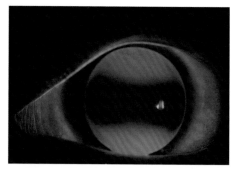

图 3-8-5 左眼 常规球面 RGP 基弧 7.7

内在散光不大，患者可耐受，所以做后复曲面 RGP 设计。

（三）结果

通过专门定制试戴片评估后，最后确认定片如下：右眼，后复曲面，7.78/7.07+ 2.00 9.6/8.69（图 3-8-6）；左眼，后复曲面，7.76/7.16 +0.75 9.3/8.0（图 3-8-7）。

双眼视力矫正均 1.0，镜片配适满意、稳定，患者戴镜主观感觉舒适，无异物感。

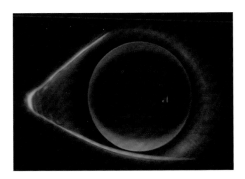
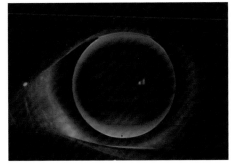

图 3-8-6 右眼 后复曲面 7.78/7.07 +2.00 9.6/8.6

图 3-8-7 左眼 后复曲面 7.76/7.16 +0.75 9.3/8.0

（四）案例小结

（1）角膜散光超过 2.50D 时，戴常规球面 RGP 容易出现上下方翘起，不稳定、不良配适，需要用复曲面 RGP 验配。

（2）做复曲面 RGP 时需要先换算为角膜顶点平面屈光处方后再计算内在散光。

（3）根据内在散光判断使用后复曲面或双复曲面设计，如内在散光大（>1.0D）要考虑做双复曲面设计 RGP。

（4）复曲面 RGP 的验配方法和常规 RGP 不同，需要精确计算。具体的验配和计算方法可参考《硬性角膜接触镜验配跟我学》（第 2 版）一书。

（5）本案中，双眼角膜散光均很大，框架眼镜矫正会造成像差大，视物变形，视力矫正差，视觉质量差，戴镜不舒适、不耐受的问题。采用复曲面设计 RGP 可以全矫正大散光，获得良好的视觉质量和舒适的戴镜效果。

第九节　戴RGP后非感染性浸润性角膜炎

（一）临床案例

患者女，10岁，2个月前在外院验配RGP，自诉一直配戴舒适，视力佳。10天前觉双眼时有充血，眼痒，但视力无影响，我院接诊检查未有明显阳性体征发现。因角膜散光大，镜片配适上下方起，镜片活动度1.5mm，泪液交换佳，总体配适尚可，戴镜矫正视力佳。嘱注意镜片护理的卫生操作，并预约一周后复诊。今天患者再次来复查，诉双眼痒，喜揉眼，时有眼红症状，视力矫正佳。检查结果如下（表3-9-1）：

表3-9-1　基础检查资料

	OD	OS
戴镜（RGP）视力	1.0	1.0
戴镜（RGP）验光	PL（1.0）	PL（1.0）
RGP定片参数	7.6 −6.25 9.2	7.6 −6.25 9.2
摘RGP镜后电脑验光	−6.50DS/−2.65DC×175	−6.75DS/−3.00DC×7
摘RGP镜后主觉验光	−7.00DS/−2.00DC×180（0.6）	−7.00DS/−2.50DC×5（0.8）

角膜地形图如下（图3-9-1）：

裂隙灯检查：RGP镜片上可见较多油脂类分泌物。双眼鼻侧角膜缘轻度充血，双眼角膜鼻侧角膜缘处（右眼3点，左眼9点钟位置）见约1.0mm角膜溃疡，荧光着色。右眼溃疡面深，呈火山口样，左眼溃疡面浅（图3-9-2，图3-9-3）。

（二）案例分析

（1）患者10岁，年龄小，对自己的眼健康状态认知不足，不会表达眼部不适，出现问题容易被忽视。

（2）双眼角膜散光都大，在3.0D左右。因角膜散光大，使用球面设计的RGP镜片验配，上下方翘起较多，镜片在水平方向上与角膜接触面大而垂直方向与角膜接触少。3、9点钟位置的镜片边缘与角膜的接触点压力大，容易产生角膜损伤。这是角膜炎的隐患。

（3）10天前觉双眼时有充血，眼痒，但视力无影响，来复查过。当时未有阳性发现，患者及家长都容易被良好的矫正视力"掩盖"而忽略症状。患者对"配镜"类的关注点常常仅仅在"视力好"的层面。

（4）双眼痒，喜揉眼。揉眼会加重镜片与角膜间的摩擦，加重角膜损伤。

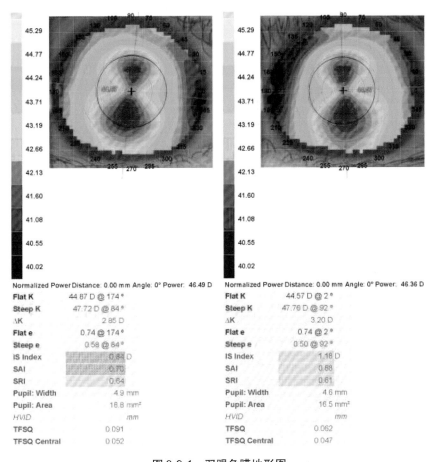

	Normalized Power Distance: 0.00 mm Angle: 0° Power: 46.49 D		Normalized Power Distance: 0.00 mm Angle: 0° Power: 46.36 D
Flat K	44.87 D @ 174°	Flat K	44.57 D @ 2°
Steep K	47.72 D @ 84°	Steep K	47.76 D @ 92°
ΔK	2.85 D	ΔK	3.20 D
Flat e	0.74 @ 174°	Flat e	0.74 @ 2°
Steep e	0.58 @ 84°	Steep e	0.50 @ 92°
IS Index	0.84 D	IS Index	1.16 D
SAI	0.70	SAI	0.88
SRI	0.64	SRI	0.61
Pupil: Width	4.9 mm	Pupil: Width	4.6 mm
Pupil: Area	18.8 mm²	Pupil: Area	16.5 mm²
HVID	mm	HVID	mm
TFSQ	0.091	TFSQ	0.062
TFSQ Central	0.052	TFSQ Central	0.047

图 3-9-1 双眼角膜地形图

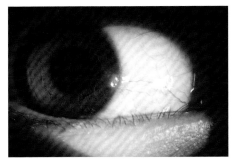

图 3-9-2 右眼 3 点钟位置见约 1.0mm 角膜溃疡,溃疡面呈火山口样

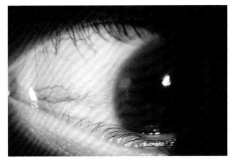

图 3-9-3 左眼 9 点钟位置见约 1.0mm 角膜溃疡,溃疡面浅

（5）RGP 镜片上可见较多油脂类分泌物，可能是镜片护理未做好。

（6）角膜溃疡周围未见明显的结膜充血，无睫状充血、无周围小浸润灶体征，无眼红、眼痛、畏光、流泪、异物感症状，提示非感染性浸润性角膜炎。

从以上的特点分析，考虑诊断为：接触镜所致的非感染性浸润性角膜炎（contact len-induced sterile infiltrative keratitis，CL-SIK）。这是一种接触镜配戴的常见并发症，我们考虑本案发生 SIK 的可能原因是下述原因的共同作用：

（1）细菌污染，不是细菌感染。常常是细菌间接通过其分泌的毒素和酶的产物启动组织的免疫系统，而发生局部的炎症反应。

（2）3、9 点的 RGP 镜片压力大、镜片与角膜摩擦造成的角膜机械性损伤。

（3）护理液毒性。护理液中的防腐剂、酶、化学缓冲剂、螯合剂等对损伤的角膜引起的毒性反应。

（4）不良卫生情况和不规范的护理操作。

（三）处理方案

与患者和家长充分沟通后，给以下处理方案：

（1）停戴 RGP1 个月。

（2）玻璃酸钠滴眼液 + 妥布霉素每日 4 次错开点眼。

（3）出门戴太阳镜，防风沙。

（4）近期戒食辛辣上火食物。

（5）改善卫生情况，注意勤洗手，不可揉眼。

（6）每周复查。

本案病情预后：除角膜浸润灶，角膜溃疡外，症状体征会在 48 小时内消退。但角膜浸润灶，角膜溃疡常常需要 2 周后才能修复。

（四）复查结果

患者遵医嘱用药及停戴 RGP 等方案后，一周复诊。无不适主诉，双眼角膜溃疡灶消失，荧光染色角膜无着色，角膜恢复透明。前节照片如下（图 3-9-4、图 3-9-5）：

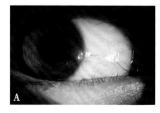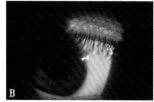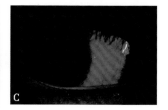

图 3-9-4　右眼 1 周后
A. 1 周前；B. 1 周后；C. 1 周后荧光染色

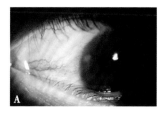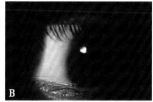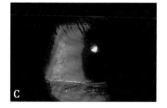

图 3-9-5　左眼 1 周后

A. 1 周前；B. 1 周后；C. 1 周后荧光染色

双眼镜片配适，上下方镜片翘起，右眼更加明显，但仍可接受。荧光评估图如下（图 3-9-6）：

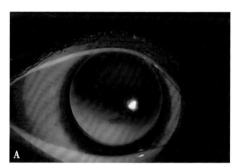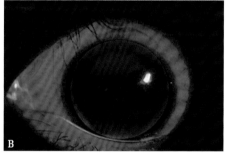

图 3-9-6　双眼 RGP 配适

A. 右眼；B. 左眼

与患者和家属充分交流后，给以下处理方案：

1. 停戴 RGP1 周后复诊。

2. 改善护理系统：如双氧水护理液；加强护理操作卫生。

3. 角膜散光大，更换为复曲面设计 RGP，让 RGP 镜片与角膜配适更好，镜片均匀接触角膜，避免水平子午线过大压力。

患者遵医嘱换了复曲面 RGP 镜，并注意卫生和定期复查。连续跟进 6 个月，一直无特殊。

（五）案例小结

（1）无论是软性角膜接触镜或是硬性角膜接触镜，只要是配戴接触镜，就会有一些并发症风险。定期复查是早发现、早处理，避免发展为严重并发症的关键。配戴者应该明确认识接触镜是医疗器械的事实，不要把接触镜当做普通商品看待。然而，在我国的文化和大众认识中，接触镜更多的被认为是可随意购买的消耗品（比如可随意网购），把接触镜商品和眼视光检查、定期复查分离，甚至完全无复查而造成接触镜的严重并发症增加。

（2）验配师要加强患者教育，更要反复提醒配戴者复查的必要性和重要性。本案中的验配师，在初期患者诉"时有眼充血、眼痒"时，就已经叮嘱患者密切观察，1 周复查，才正好发现了问题并进行及时处理。

（3）过去，非感染性角膜炎的发病率比较高，一项 1977～1983 年的临床研究发现，10% 的接触镜配戴者发生了非感染性角膜炎。非感染性角膜炎分为溃疡性（培养阴性的角膜周边溃疡）和非溃疡性（接触镜所致的急性红眼）。近年来，随着镜片材料和护理产品的创新和进步，配戴者卫生意识加强，这类并发症发病率已经大幅下降。

（4）非感染性浸润性角膜炎，初期常常症状轻微，容易被患者忽略。这时，非感染性浸润性角膜炎很容易转变为感染性浸润性角膜炎，那就会非常麻烦，且更难处理了。

（5）使用球面设计 RGP 给较大的角膜散光患者配戴时，为了获得相对良好的镜片稳定，我们常常会选用比角膜平坦 K 略陡峭一点的值做基弧。这样可以减少在角膜曲率陡峭的子午线方向上的镜下泪液空隙。但是，对于超过 3.0D 的角膜散光，无论如何调整球面设计的 RGP，都很难在两主子午线上获得可接受的配适。这时，我们就需要复曲面设的 RGP，在不同的子午线上有不同的基弧，与角膜的形态契合，使镜片对整个角膜都达到平行配适，镜片对角膜的压力均匀一致。复曲面 RGP 镜片对角膜的压力分布均匀，配适良好，并发症少。

（6）对于角膜散光较大的患者，不可勉强使用球面设计的 RGP 做验配。

第十节　当角膜塑形遇上视觉训练

（一）临床案例

男，6.5岁，因近视进展快，已验配角膜塑形镜并戴镜1年，但日间裸眼视力不佳，且视力波动，影响日常学习。一直夜戴角膜塑形镜，未停戴，戴镜期间无眼红、眼痛等不良并发症。外院已给做过镜片参数的调整，包括增加近视降幅等调整，但裸眼视力仍不佳。无视疲劳、阅读障碍主诉。数月前在外院检查诊断"双眼视功能异常"，考虑是视功能问题造成的视力不佳，之后一直在家戴角膜塑形镜做±2.00D的双面镜和聚散球训练，诉有时看负镜时双眼"重影"，当地医生检查后解释为"集合不足"，需要继续训练，但一直无改善。

验配塑形前的全矫验光资料不详。目前配戴的角膜塑形镜参数为：

OD　43.00/44.50 −4.50 10.8（+0.75）

OS　−43.50 −6.00 10.7（+0.75）

注：①右眼有两个AC参数，即复曲面角膜塑形镜（散光片），其toric量为44.50−43.00=1.50D；②（+0.75）为塑形镜镜光度，即塑形镜设计过矫量。

家长询问：

（1）日间视力不佳，视力波动能否有方法改善？

（2）之前曾使用过0.01%阿托品滴眼液每晚滴眼，但未连续使用，时有间断，这样的做法会不会影响视功能？阿托品已经停用数月，以后是否还可以继续使用，滴低浓度阿托品眼液是否会影响视功能？

（3）视功能是否有问题，是否因为视功能异常影响了日间视力？如何做视觉训练？

检查：

角膜透明、无点染，结膜无充血水肿。镜片配适佳，荧光评估理想。其余检查无特殊。基础眼视光检查如表3-10-1所示。

视功能相关检查：

视觉行为与视觉品质评估问卷（CI集合不足问卷）评分，7分。

Worth 4 dot：远4个点；近4个点；

NRA/PRA +2.00D/−3.50D；

调节灵活度：右眼14周期；左眼14周期；双眼15周期（检查过程顺利，无复像出现）；

调节幅度：右眼12.5D；左眼12.5D；

Von Graefe法测隐斜：远1△BO近4△BI；

表 3-10-1　基础眼视光检查

	OD	OS
裸眼视力	0.4	0.5
小瞳电脑验光	−1.25DS/−1.75DC×34	−1.00DS/−1.00DC×6
角膜曲率	8.18mm/41.26D@33 7.91mm/42.75D@123	8.44mm/39.99D@19 8.29mm/40.75D@109
NCT	12mmHg	14mmHg
塑形后裸眼主觉验光	−1.25DS/−1.75DC×35（0.8）	−1.25DS/−1.00DC×5（0.9）
戴塑形镜片上验光	+1.50DS（0.9）	+1.50DS（0.9）
眼轴	25.08mm	25.60mm

AC/A（梯度法）6∶1；

正负融像性聚散因配合度差未查；

NPC（集合近点）3cm破裂5cm恢复。

角膜地形图如图 3-10-1 所示：

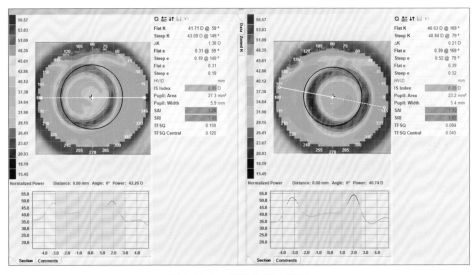

图 3-10-1　双眼角膜地形图

（二）分析和处理

仔细分析病史和检查，本案有以下特点：

患者年龄不到 8 岁，但近视程度高，且近视进展快，有近视控制的需求，而且孩子能配合日常摘、戴和护理角膜塑形镜。目前双眼角膜完好，角膜地形图略向颞侧偏位可接受。提示目前给配戴塑形镜控制的方案可行，而且塑形镜配适良好，不用调整。

患儿裸眼验光等效球镜度在右眼 −2.00D 和左眼 −1.50D 左右,而戴塑形镜片上验光双眼均 +1.50D。说明塑形力不足,即使已经给过矫了 1.50D 的塑形量,但是还欠 1.50D~2.00D,塑形效果不理想,"压不下去"。降度已经在极限上,即使再增加降幅放平 BC,也未必能获得更好的塑形效果,可能还会带来偏位或角膜上皮点染等问题。

无视疲劳、阅读障碍主诉,视觉行为与视觉品质评估问卷(CI 集合不足问卷)评分,7 分。视功能检查完全正常,可排除视功能异常情况。家长强调在家做双面镜训练有时看负镜时双眼"重影"。我们反复检查确认患儿在全程的双面镜检查中都无复像出现,可能的原因是:

视觉训练一定是在屈光矫正的基础上做的。本案儿童日间裸视差,残余近视,所以当地医生嘱其戴塑形镜做调节训练,但是却忽视了戴镜后片上验光是 +1.50D 的问题。这就意味着,患儿戴塑形镜后变成了一个至少是 1.50D 的远视眼了。而且,因为常规做戴塑形镜片上验光时不做睫状肌麻痹,可能已经产生了调节,真实的远视量可能还远不止 1.50D。也就是说,患者用 ±2.00D 双面镜训练时,除了对工作距离产生的调节以外,还会调动至少 2(双面镜的 −2.00D)+1.5(远视量)=3.5D 的额外调节,而且患儿 ACA 6:1,这就造成加负镜时产生额外的至少 3.5×6=21△ 的调节性会聚,这可能超出了患儿的负融像性聚散能力,所以训练过程中有时会出现负镜复像的情况。

我们给家长提出问题的回答是:

(1)日间裸眼视力差、视力波动是因为近视度数高,不容易塑形造成,目前已给过矫量塑形,但仍无法获得良好效果,塑形镜参数可不用再做调整了。如果一定要塑形的,可以尝试验配 CRT 设计塑形镜。

(2)低浓度阿托品一般情况下不会影响视功能。如果要用低浓度阿托品滴眼的,建议连续使用,不要间断滴眼,否则可能治疗效果不佳。注意应该定期复诊调节功能。

(3)视功能不是影响日间裸眼视力差的原因。孩子无症状,视功能检查正常,不用再做视觉训练了。

综合考虑后我给的处理方案是:

方案一:高度近视部分塑形 + 日间配戴低度框架镜仍有近视控制作用,早晨摘镜后视力和近视屈光度会逐渐回退,回退速度个体差异大,所以下午 16:00 左右来验配低度框架镜,满足日间学习需求。

方案二:停戴角膜塑形 1 个月到角膜恢复原状,换 CRT 设计的塑形镜试试,但同样不能保证塑形后日间视力能达到 1.0。

方案三:停戴角膜塑形 1 个月到角膜恢复原状,验配多焦 RGP。本案我们更倾向用多焦 RGP 而不是多焦软镜,RGP 更健康安全些。

充分沟通后，家长回家考虑了。

（三）案例小结

塑形后日间的裸眼视力和屈光度会在摘镜后逐渐"回弹"变化，在这种情况下做视功能检查或视觉训练也是会有影响的。如果一定要做视功能检查或视觉训练的，要在屈光矫正的情况下做：日间裸眼视力差仍有未矫正的近视时可以给低度框架镜后再训练。

戴塑形镜后再做训练也是一种矫正方案，但要确认戴塑形镜并调节放松的情况下，片上验光在"0D"附近。

第十一节 角膜炎后不规则角膜：选择屈光手术还是 RGP

（一）临床案例

女，26 岁，日常戴框架镜视力矫正不佳，生活工作需要较好的矫正视力，询问如何获得较好的矫正视力？自诉 3 年前双眼曾患"角膜炎"（具体不详），曾在外院诊断为"干眼"，6 个月前曾行双眼泪道栓塞术。本次检查结果如下（表 3-11-1）：

表 3-11-1 基础眼视光检查

	OD	OS
裸眼视力	0.1	0.1
原镜测光和戴镜视力	0.5	0.5
电脑验光	−4.25DS/−6.00DC×177	−6.00DS/−2.00DC×3
角膜曲率	7.83mm/43.10D@177	7.50mm/45.00D@39
	6.42mm/52.50D@81	7.21mm/47.00D@129
NCT	12.2mmHg	13.2mmHg
主觉验光	−5.00DS/−3.00DC×170（0.5）	−4.75DS/−2.00DC×180（0.5）
角膜内皮细胞计数（图 3-11-4、图 3-11-5）	2 618/mm^2	2 857/mm^2
角膜厚度	556μm	556μm
泪液分泌试验（Schirmer 试验）	15mm/5min	23mm/5min
泪河高度（干眼分析仪）	0.3mm	0.24mm
BUT	10s	10s

裂隙灯检查，右眼上方角膜见倒三角形角膜云翳（图 3-11-1），左眼上方角膜见倒锯齿状角膜云翳（图 3-11-2）。眼底检查无特殊。

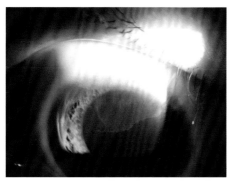

图 3-11-1 右眼上方角膜见倒三角形角膜云翳

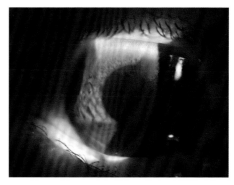

图 3-11-2 左眼上方角膜见倒锯齿状角膜云翳

双眼角膜地形图均不对称，SRI、SAI 均表现异常（"飚红"），高散光（双眼角膜散光均在 3.5D 以上）（图 3-11-3）。双眼角膜内皮检查如图 3-11-4 及图 3-11-5。

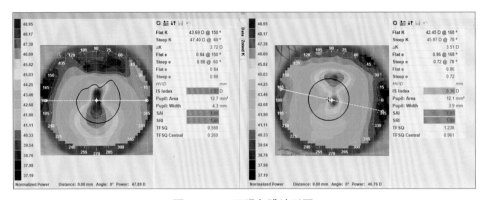

图 3-11-3 双眼角膜地形图

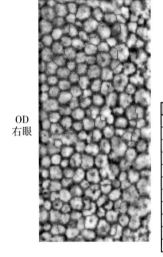

Corneal Thickness 556 (UM)	
Number	125
CD(mm2)	2618
AVG(um2)	382
SD	188
CV	49
Max(um2)	1159
Min(um2)	100

OD
右眼

POLYMEGATHISM		
um2	%	50
0-100	0	
100-175	9	
175-250	14	
250-325	16	
325-400	17	
400-475	20	
475-550	12	
550-625	6	
625-700	2	
700-	4	

PLEOMORPHISM		
	%	50
3	1	
4	7	
5	32	
6A	31	
7	16	
8	7	
9	3	
10	1	

图 3-11-4 右眼角膜内皮检查

（二）分析和处理

由于"角膜炎"病史，造成角膜上方云翳，角膜欠规则。

方案一，选择做角膜屈光手术。

由于角膜对称性差，角膜散光大，双眼角膜上方有云翳，需要进一步 OCT 检查云翳的深度，根据检查结果讨论式式是用飞秒激光还是表层手术处理。但是，需要患者充分理解病情，对术后矫正视力的期望值不能太高，无法保证术后视力达到 1.0。

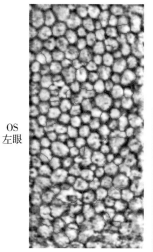

OS
左眼

Corneal Thickness 556 (UM)	
Number	138
CD(/mm2)	2857
AVG(um2)	350
SD	161
CV	46
Max(um2)	817
Min(um2)	95

POLYMEGA THISM		
um2	%	50
0-100	1	
100-175	15	
175-250	14	
250-325	17	
325-400	14	
400-475	16	
475-550	11	
550-625	5	
625-700	3	
700-	3	

PLEOMORPHISM		
	%	50
3	5	
4	11	
5	23	
6A	30	
7	20	
8	9	
9	1	
10	1	

图 3-11-5　左眼角膜内皮检查

方案二，验配 RGP

泪液分泌试验、BUT 和泪河高度判断患者配戴 RGP 是有适应证的。我们做了试戴，荧光评估偏紧可接受（若按放松 BC 配适，则上方边翘太大，镜片定位差，异物感强），评估图如图 3-11-6、图 3-11-7 所示。由于双眼上方有云翳，角膜曲率相对陡，高度低，所以对应的位置出现了荧光淤积池。视力矫正双眼 1.0，戴镜舒适度佳。

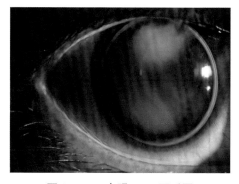

图 3-11-6　右眼 RGP 配适图

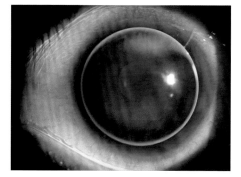

图 3-11-7　左眼 RGP 配适图

和患者充分沟通后，接受先验配 RGP，戴镜半年体验戴 RGP 镜的视力矫正和便利性。半年后再考虑是否做屈光手术。

（三）案例小结

本案因为"角膜炎"病史造成角膜云翳、角膜散光高、形态欠规则。如行角膜屈光手术需要了解云翳的深度来确定术式。如患者选择屈光手术，需要充分沟通，降低患者对术后对视力的期望值。

RGP 是矫正不规则角膜、重建角膜屈光面的利器，能获得较高的视觉质量。

第十二节 角膜移植术后不规则散光的处理

（一）临床案例

女，21岁，1年前因诊断"右眼圆锥角膜"行右眼穿透性角膜移植。角膜移植后又发生虹膜睫状体炎、并发性白内障，控制病情后，又行白内障摘除＋人工晶状体植入术。半年前拆除角膜缝线。视力矫正差，自述有较高的用眼需求，今到院就诊，主要检查结果如下。

基础眼视光检查如表3-12-1。

表3-12-1　双眼眼视光基础检查

	右眼	左眼
裸眼视力	0.06	0.1
电脑验光	−0.12DS/−8.00DC×50	−7.50DS/−0.75DC×175
主觉验光	−0.00DS/−6.00DC×140（0.2）	−7.50DS/−0.75DC×175（1.0）
角膜曲率	6.68/50.50×50	7.50/45.00×120
	6.42/52.50×140	7.24/46.50×30
角膜地形图	6.96/48.51×150	7.52/44.90×2
	6.24/54.10×60	7.22/46.78×92
e值（水平/垂直）	0.83/0.07	0.61/0.18
HIVD	10.8mm	10.8mm
角膜内皮细胞密度	1 024.7个/mm²	2 365.3个/mm²

右眼角膜植片边缘轻度混浊，植片中央尚透明。瞳孔基本圆，瞳孔缘可见虹膜萎缩灶。光反射不明显。人工晶状体正位（图3-12-1）。眼底检查无特殊。眼压15mmHg。余检查无特殊。

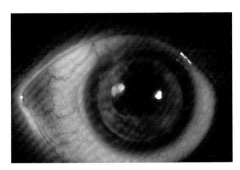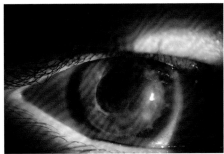

图3-12-1　右眼角膜移植术后

双眼角膜地形图如图3-12-2所示。

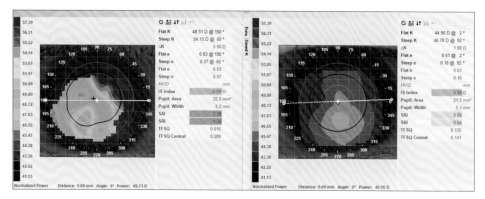

图3-12-2 双眼角膜地形图

（二）分析和处理

右眼角膜移植、白内障摘除＋人工晶状体植入术后已经一年,角膜缝线也拆除超过半年,现角膜情况稳定。角膜地形图表现右眼为一高度不规则角膜散光。框架眼镜验光虽能提高矫正视力,但效果不好,不能满足患者的用眼需求,而且镜片散光量太大,试戴时视物变形严重而难以接受。如不做处理,右眼等于未使用,长时间甚至可能形成知觉性外斜视。

患者右眼角膜内皮细胞计数少,可以考虑做RGP验配以提高矫正视力,但一定要密切复查角膜情况和内皮细胞变化情况。

左眼也是高度近视,且地形图对称性不佳,也给做RGP验配。左眼RGP验配顺利,不再讨论。

经过试戴和评估调整,右眼难以找到合适的配适。由于角膜严重不规则,不论采用什么样的RGP设计,下方镜片翘起仍然非常多,而且镜片配适非常不稳定,瞬目后镜片很容易掉出(图3-12-3)。

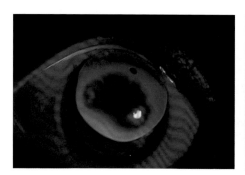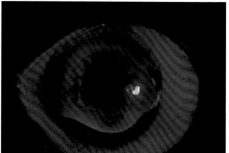

图3-12-3 直接配戴RGP

（三）我们的处理方案

患者年轻，而且有较多用眼需求，虽然右眼角膜内皮细胞少，但RGP的透氧性高，几乎无影响，如果采用高透氧的硅水凝胶软性接触镜做piggy-back验配应该能获得更好的结果。但透氧性是一个严峻的挑战，需要使用高透氧的硅水凝胶软镜，密切复查，定期做内皮细胞检查，是可以做piggy-back验配的。先尝试验配一下看看试戴效果。

右眼角膜严重不规则，导致地形图采集数据不全，我们先给戴上软性接触镜后，让角膜表面"平滑化"后，再做地形图数据采集，如图3-12-4所示，采集到的图像范围更大些，以方便后期复查和验配。

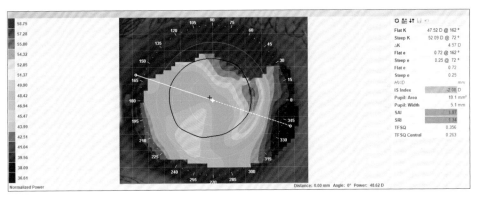

图 3-12-4　右眼戴软镜后地形图

经与患者沟通后，在软镜上验配RGP（piggy-back验配）后评估并定制ACT（下方曲率变陡的不对称设计）试戴镜，镜片下方翘起明显减少（但仍有少部分翘起），配适可（图3-12-5）。患者戴镜主观舒适，镜片不会掉出，视力矫正1.0，视觉质量好，满足了患者的用眼需求。

最后，我们和患者充分解释风险后，患者表示要再做考虑，暂时不做验配。

（四）案例小结

（1）本案患者很年轻，用眼需求大。如依从性好，密切观察的情况下可以做piggyback验配，但需要密切复查角膜内皮的变化情况。RGP与软性接触镜都使用高透氧的材料（DK>100）时，EOP（等效氧性能）是比较高的，如果配适佳，则不会对内皮产生影响。但若患者依从性差，或者接受接触镜验配的主观意愿不强烈的话，得非常谨慎，宁愿放弃。

（2）角膜移植后，可能会出现不规则角膜散光的情况，严重时框架眼镜矫正效果很差，RGP是处理这一类患者的最佳方法。

（3）角膜移植后角膜内皮细胞会减少，做接触镜验配，尤其是piggy-back验配时，一定要密切复查角膜内皮的情况。

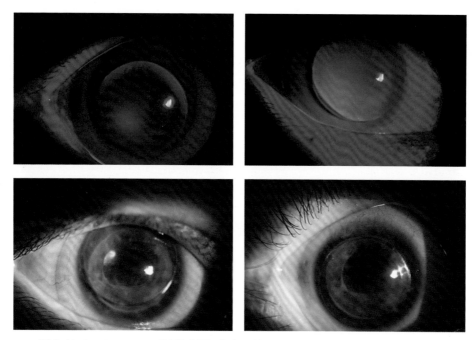

图 3-12-5 piggy-back 效果（上图：荧光评估图；下图 piggyback 戴镜前节照片）

第十三节　先天性白内障术后人工晶状体眼如何配框架镜

（一）临床案例

6 岁，女，右眼先天性白内障，曾行白内障摘除、人工晶状体植入手术。一直戴镜数年＋健眼遮盖＋弱视训练，效果不佳，矫正视力几乎无提高。

VOD 0.06，VOS 1.0。右眼瞳孔圆，对光反射正常，人工晶状体位正，其余无特殊。

3 个月前曾在外院就诊，小瞳电脑验光为：OD +6.50DS/−2.00DC×171；OS +1.50DS/−0.75DC×173。原镜测光：OD +4.00DS，OS +2.25DS。医生给的眼镜处方为：OD +5.00DS/−0.75DC×175，OS PL；嘱每日在家遮盖左眼；右眼弱视训练。病历记录如图 3-13-1。

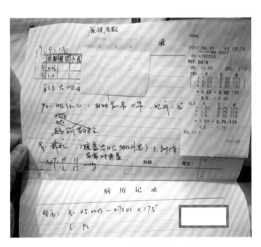

图 3-13-1　外院就诊记录

（二）分析

如果患儿没有右眼先天性白内障摘除、人工晶状体植入手术病史，这个处方保留了生理性远视，是可以的；但人工晶状体眼，意味着没有调节能力，或者调节能力非常弱（悬韧带调节带动晶状体囊袋前后移动时还是会造成很少的调节效果），"保留生理性远视"就不成立了。患儿戴这个处方镜后是一个远视眼，没有调节，无法代偿，焦点总是在视网膜后。看远不清楚，看近更加不清楚。而且患儿日常中还有大量的看近活动，这意味着这个戴"保留生理性远视的处方"将始终无法获得视网膜清晰像。

原镜度数才给 +4.00D 更是远远不够,患儿视网膜像更模糊——这可能是患者长期做弱视治疗(训练 + 遮盖)效果不好的直接原因。外院医生给的 +5.00D 的处方也是不够的。

人工晶状体眼的调节非常弱,3 次电脑验光的结果也很稳定,基本上可以认为这个结果是可靠的。该患者是弱视眼,而且屈光参差,需要良好的视网膜成像刺激。没有调节,还要保持看远看近都清晰。所以我们至少要配 2 副眼镜,一副足矫正看远用,另一副给更多的正度数(相当于老视眼的 ADD)看近用。因为屈光参差大,用接触镜矫正最优。

(三)处理

我们给的处理方案如下:

右眼验配 RGP,远视足矫正,不"保留生理性远视",日间全天戴镜;

在配戴 RGP 后另外配一副看近用的框架眼镜,近距用眼时使用,按日常阅读距离为 33cm,给处方为:OD+3.00DS,OS PL;

如果不接受戴 RGP,远用框架镜处方为:OD +6.50DS/−2.00DC×170,OS PL;再配一副近用框架镜处方为:OD +9.50DS/−2.00DC×170,OS PL;(散光也足矫,视网膜像更清晰)。每天充分、完全遮盖健眼(左眼)8 小时以上。遮盖健眼时戴近用框架镜,用右眼做弱视训练(包括视觉训练软件,手机游戏,iPad 游戏,从大图标的游戏开始玩),每 3 个月复查。

通过充分沟通,家长还是接受了戴 RGP+ 近用框架镜的方案。

(四)案例小结

(1)人工晶状体眼儿童配镜不要考虑"保留生理性远视"的问题。

(2)人工晶状体眼儿童配镜需要配看远看近两附单焦眼镜,不要用渐变多焦点镜。渐变多焦点镜看近视野小,而且儿童不能很好地使用渐变镜,所以用单焦点镜,配 2 副最好。

(3)对于弱视患者,宁愿多给正度数,使其戴镜后形成一个"近视眼"状态,至少看近能看清楚,刺激弱视眼发育。如果少给正度数,造成远视眼,反而从远到近都看不清晰,无法有效刺激弱视眼发育。

(4)RGP 常常是这类患者的首先方案。本案中,如果患者坚持用框架眼镜的话,看远看近框架镜的屈光参差量都非常大,看近更大,弱视眼容易出现视觉抑制,同样影响弱视治疗。

(5)充分、完全的遮盖非常重要。

第十四节　无虹膜眼的眼视光学处理方法

（一）临床案例

女，19 岁，自诉幼时右眼被树枝戳伤导致角膜斑翳、白内障；3 个月前在外院做白内障摘除＋前房性晶状体植入术。检查如下：

右眼角膜中央树枝状斑翳，人工晶状体正位，无虹膜，眼底无特殊（图 3-14-1）。左眼无特殊。

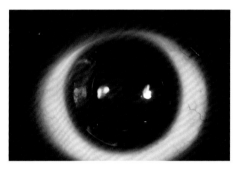

图 3-14-1　右眼角膜中央树枝状斑翳，人工晶状体正位，无虹膜

右眼裸眼视力 0.25，框架矫正：-0.50DS/-3.00DC×10——0.6。左眼裸眼视力 1.0，验光 PL——1.0。右眼角膜地形图如下（图 3-14-2）。

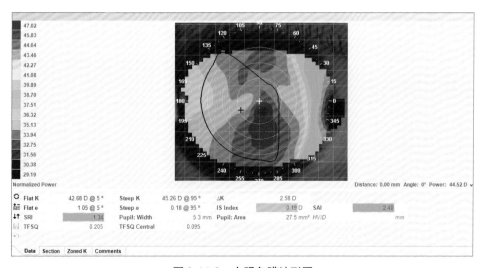

图 3-14-2　右眼角膜地形图

（二）分析和处理

患者无虹膜、人工晶状体，角膜散光高。无虹膜，导致"超大而且固定的瞳孔"，不但会引起严重畏光，同时因为"瞳孔"过大，视觉质量差，成像质量差。所以框架眼镜视力矫正差。如果能形成一人工瞳孔，并用接触镜处理角膜散光和双眼屈光参差，将能很完美地处理这样的病例。

我们先给验配一有孔美容片（接触镜）形成人工瞳孔，但由于角膜散光大，视力矫正不佳；再以 piggy-back 的方法验配 RGP 处理角膜散光，如图 3-14-3 所示。结果矫正视力 1.0，患者主观舒适，视觉质量佳，家长非常高兴。

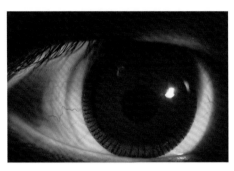

图 3-14-3　有孔美容片 piggy-back

（三）案例小结

（1）有孔美容片是处理无虹膜患者的利器。如果因为角膜还有不规则散光或者高散光时，有孔美容片 +RGP 的 piggy-back 验配能获得良好的矫正视力和视觉质量。

（2）就算是无晶状体、无虹膜眼，或本案患者没有植入人工晶状体，有孔美容片 +RGP piggy-back 验配一样能获得良好的视觉效果（通过 RGP 的屈光度来取代人工晶状体的屈光作用）。

第十五节　先天性青光眼不规则角膜 RGP 验配

（一）临床案例

男，17 岁，双眼先天性青光眼，自诉幼时曾行双眼抗青光眼手术。但一直视力不佳，因验光视力不提高，从未戴任何眼镜。今来院就诊，检查如下：

VOU 0.08，翻转眼睑时睑板腺口较多分泌物溢出，结膜囊也可见油脂性分泌物（图 3-15-1）。

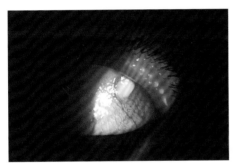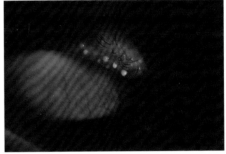

图 3-15-1　睑板腺口较多分泌物

双眼角膜基质层后见树枝样线条状混浊（图 3-15-2），考虑是先天性青光眼高眼压造成。

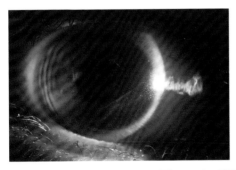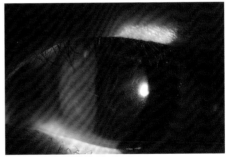

图 3-15-2　双眼角膜前节照片

在外院做前节 OCT 检查报告如图 3-15-3 所示；角膜内皮细胞报告如图 3-15-4 所示。前节 OCT 未见明显异常"，前房角开。角膜内皮细胞计数右眼 776/mm²，左眼 1 092/mm²。

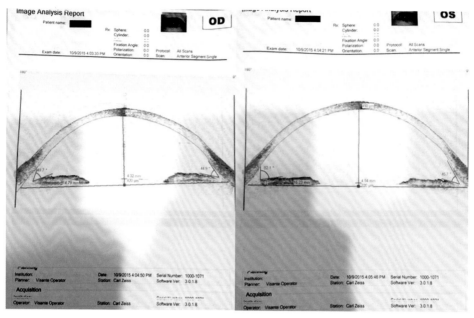

图 3-15-3 前节 OCT

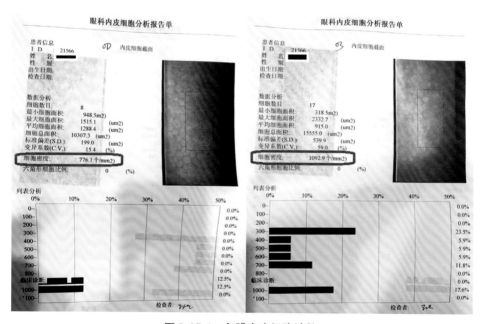

图 3-15-4 角膜内皮细胞计数

双眼角膜地形图见图 3-15-5，双眼角膜表现为不规则散光。

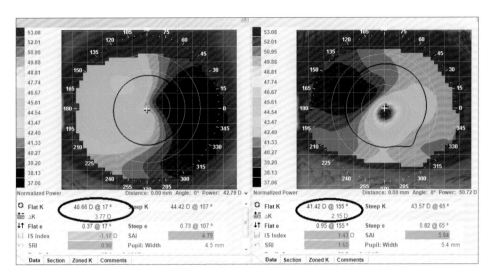

图 3-15-5　双眼角膜地形图

基础眼视光检查如表 3-15-1 所示。

表 3-15-1　基础眼视光检查

	OD	OS
电脑验光	−8.00DS/−4.50DC×17	−19.00DS/−1.00DC×160
全矫验光	−7.50DS/−3.50DC×25（0.2）	−12.00DS/−3.00DC×160（0.15）
角膜曲率	8.08/41.75×20 7.75/43.50×110	8.10/41.75×160 7.75/43.50×70
角膜地形图	8.30/40.66×17 7.60/44.42×107	8.15/41.42×155 7.78/43.57×65
e 值（水平 / 垂直）	0.37/0.73	0.95/0.82
HIVD	11.1mm	11.1mm
眼压	17mmHg	16mmHg

（二）本案例特点和处理

（1）眼压、前节 OCT 检查无异常，考虑不影响验配 RGP。

（2）角膜地形图不规则散光，框架眼镜矫正视力提高不明显。

（3）患者青春期男孩，睑板腺分泌旺盛，嘱每晚热敷眼睑并做按摩，忌食辛辣燥火食物，注意眼部卫生和清洗眼部。如配戴 RGP 需要特别注意镜片护理问题。

（4）角膜内皮细胞计数很低，一定要使用高透氧材料的 RGP 配戴，定期复诊非常重要。

我们给 RGP 试戴片试戴评估后,获得相对满意的配适效果(图 3-15-6)。

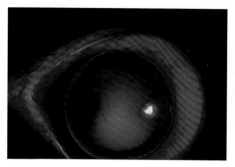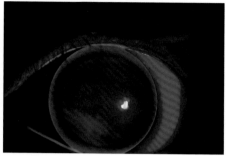

图 3-15-6 试戴片评估效果

我们根据片上验光结果定片,在等待定片的 1 个月内,每天做眼睑热敷、按摩。

定片评估效果如图 3-15-7 所示。患者戴镜主观舒适度佳,视力矫正:OD1.0,OS 0.5。

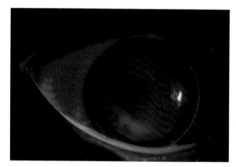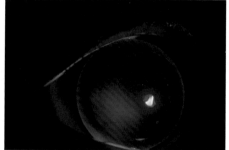

图 3-15-7 定片评估效果

(三)案例小结

(1)RGP 对不规则角膜矫正效果良好。

(2)由于睑板腺分泌旺盛,眼部卫生情况和 RGP 镜片的护理非常重要。

(3)由于角膜内皮细胞密度太低,一定要定期复诊。RGP 的 DK 值在 100 以上,对角膜供氧的影响几乎没有,但仍然要定期复诊,尤其注意观察内皮细胞计数的变化。

(4)本案患者正处于用眼需求较多的年龄段,如不做处理,对学习、生活的影响非常大。综合考虑,在眼视光医生密切观察下验配 RGP 仍是最佳选择。

第十六节 眼睑过紧对 RGP 配适的影响

(一) 临床案例

患者女, 14 岁, 自幼诊断"右眼高度散光, 弱视", 检查结果如下:

双眼外眼无特殊。翻转眼睑时觉得眼睑张力大, 眼位正位。

VOD 0.1, VOS 1.0

眼压 OU15mmHg, 双眼前、后段检查无特殊。右眼基础眼视光检查如表 3-16-1 所示, 双眼角膜地形图如图 3-16-1 所示。

表 3-16-1 右眼基础眼视光检查

电脑验光	全矫验光	角膜曲率计	角膜地形图	e值(水平/垂直)	HIVD
+5.25/−6.12×174	+5.00/−5.50×175(0.6)	7.83/43.125×180 6.88/49.00×90	7.80/43.30×174 6.89/49.00×84	0.86/0.84	11.3mm

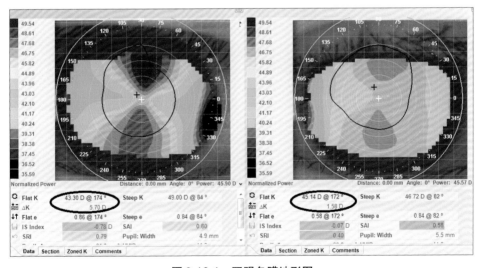

图 3-16-1 双眼角膜地形图

(二) 分析和处理

本案可诊断: 屈光参差, 右眼高度散光。和家长充分沟通后, 我们给右眼验配复曲面 RGP, 视力矫正 0.8。"弱视"诊断可排除, 框架眼镜矫正视力不好是因为像差大, 视觉质量差造成, 而并非"弱视"。

然而,在做配适评估时,完全拉开眼睑时,镜片配适佳(图 3-16-2);但是一旦放开上睑,镜片则出现明显的偏位。镜片容易被上睑"夹持"带向上方,镜片下方明显翘起(图 3-16-3),镜片活动度很大(视频 3-16-1),患者视力随瞬目而波动,不能接受。

视频 3-16-1 眼睑夹持力大,镜片带向上方,定位差

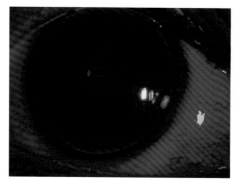

图 3-16-2 静态配适佳

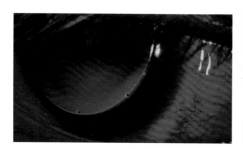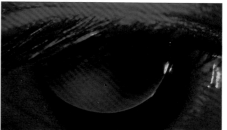

图 3-16-3 镜片被上睑"夹持"带向上方偏位

我们的处理方案是:①收紧垂直方向的基弧,以减少上下方的边翘;②做大光学区直径,减少总体边翘,重新定片。这样可以减少眼睑对镜片的"抓持力",减少眼睑对镜片的影响。

重新定片后,镜片稳定性较前大幅提高,活动度减少(1~2mm)(视频 3-16-2),矫正视力稳定在 1.0,无视力波动情况(图 3-16-4)。

视频 3-16-2 垂直方向 BC 收紧后的动态配适

(三)案例小结

(1)本案中,垂直方向基弧收紧前后的 RGP 镜片评估图差别不明显(图 3-16-2 与图 3-16-4 的差异并不大),但视频中看到的镜片动态配适还是有改善。眼睑对镜片的影响需要用动态评估(而不是静态评估)来确认,RGP 和塑形镜都如此。

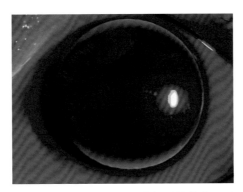

图 3-16-4　垂直方向 BC 收紧后的静态配适

（2）眼睑紧是硬镜验配最难处理的情况；眼睑张力没有量化检查的方法，只能通过试戴评估观察。不但是角膜塑形镜，就算是相对容易验配的 RGP 也会受到眼睑紧、睑压大的影响而定位不良。本案中，收紧垂直方向的基弧后，眼睑仍然对镜片有较大的影响：我们看到静态评估撑开眼睑后，镜片整理配适都是满意的，但在动态评估中镜片下方仍然有较多翘起，镜片活动度仍大。但患者主观感受和视觉质量已经大幅提高和改善，可以接受镜片了。

（3）可通过收紧垂直方向基弧，减少镜片边缘翘起等方法，减少眼睑对镜片的"抓持力"来减少眼睑对镜片的影响。

（4）有些患者无论如何处理仍出现明显、严重的镜片偏位时，只能放弃硬镜验配。

第十七节　翼状胬肉患者能验配 RGP 吗

（一）临床案例

一个 45 岁的翼状胬肉患者验配 RGP，配适良好，患者无主观不适，视力矫正佳。但取镜后一周复诊，却发现 RGP 镜片被胬肉"卡"住了。如图 3-17-1 所示是该患者验配 RGP 后的前节照片（手机夹子拍摄）。

我们可以看到翼状胬肉的头部已经长进角膜约 2mm 处，戴 RGP 后，RGP 边缘与胬肉"黏附"在一起，镜片在角膜上无活动，荧光评估时，荧光进入镜片下速度很慢。

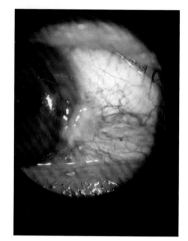

图 3-17-1　翼状胬肉"卡住"的 RGP

（二）案例分析

硬镜验配中，镜片的活动度非常重要。如果镜片活动度差，甚至不活动，则泪液交换差，容易引起角膜并发症。本案中翼状胬肉头部与 RGP"黏附"在一起，导致镜片无活动。

（三）处理方案

先停戴 RGP，行翼状胬肉切除手术，手术恢复后可继续配戴 RGP。

（四）案例小结

1. 这类患者一般要求先做翼状胬肉切除手术后再做 RGP 验配。

2. 如果胬肉不大而且患者不做手术的情况下要验配 RGP，则要注意：①配适宜松不宜紧；②镜片直径不能太大。

第十八节 用地形图软件模拟选择圆锥试戴片

（一）临床案例

男，18岁，视物模糊2年，诊断双眼圆锥角膜。眼位正，双眼前段、后段检查无特殊；基础眼视光检查如表3-18-1所示，双眼角膜地形图如图3-18-1所示。

表3-18-1 基础眼视光检查资料

	OD	OS
电脑验光	−10.25DS/−8.25DC×6	−6.50DS/−3.25DC×164
全矫验光结果	−9.00DS/−4.00DC×5（0.3）	−6.00DS/−2.00DC×165（0.6）
角膜地形图	7.05/47.90×1 6.12/55.20×91	7.42/45.48×176 6.84/49.32×86
角膜曲率计	7.1/47.5×10 6.12/55.125×100	7.44/45.375×4 6.91/48.875×93
e值（水平/垂直）	1.13/0.80	0.92/0.20
HVID	10.7mm	10.6mm
眼压	16mmHg	16mmHg

（二）案例分析

圆锥角膜我们一般用"陡之越陡"的切线图（tangential图）看。本案患者为青年男性，地形圆锥表现明显，I-S index、SAI、SRI都超过正常标准，双眼圆锥角膜诊断确立。与患者做好充分沟通后拟做圆锥角膜RGP验配。

按传统的方法，我们根据患者的角膜地形图特点，靠经验估计来选择第一片试戴片，再根据评估情况做调整。但这种方法耗时费事，验配效率低。有的角膜地形图提供试戴片荧光评估效果的模拟软件，在软件上模拟后再做试戴，可以大幅提高验配效率。我们采用medmont地形图系统自带的模拟软件，模拟过程如下：

（1）选取患者右眼地形图，home页面，点击"contact lens"启动模拟软件（图3-18-2）。

（2）在弹出的对话框中选择欲使用的镜片设计，本案中我选择Rose K2设计。填入框架主觉验光的结果和vertex（镜眼距离）选择12mm。后点击OK。如果无法做主觉验光的，可不填（图3-18-3）。

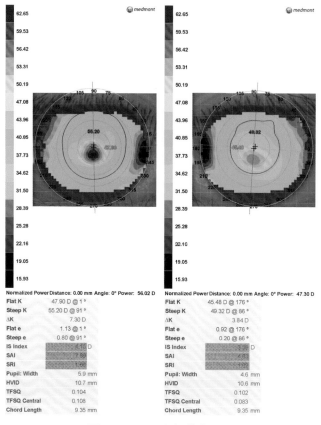

图 3-18-1　双眼角膜地形图

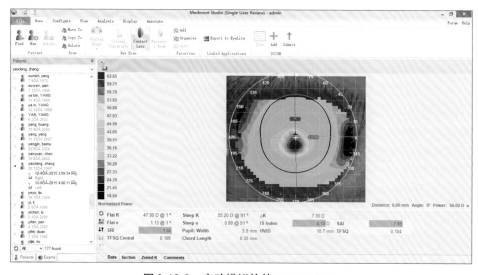

图 3-18-2　启动模拟软件 contact lens

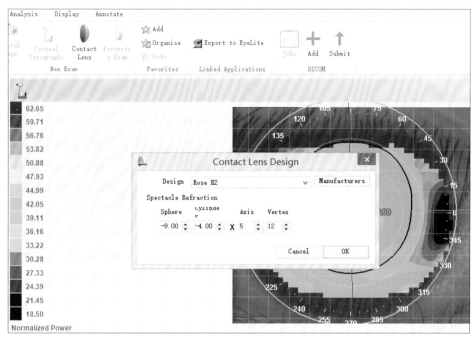

图 3-18-3 填写设计类型和屈光度

（3）系统自动给出了一个 BC 为 6.38mm，直径 8.7mm，标准边翘的试戴片模拟图（图 3-18-4）。

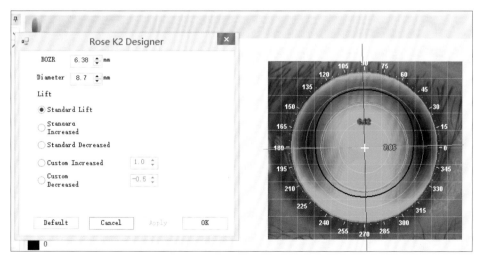

图 3-18-4 系统给的荧光评估模拟图

（4）我们觉得系统给的模拟图不理想，中央荧光淤积过多，上方边翘不够，配适偏紧。结合现有的试戴片参数和试戴片直径，不断改变 BOZR（基弧 BC）、

145

直径和边翘（Lift）以获得更好的配适。最后选择 BOZR（基弧 BC）7.1mm、直径 9.2mm 和标准边翘（Lift）获得的模拟结果，我们认为相对理想（图 3-18-5）。

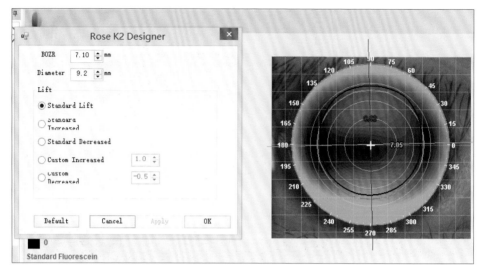

图 3-18-5 右眼自主选择参数获得的荧光评估模拟图

（5）采用同样的方法，对左眼选择 BOZR（基弧 BC）7.2mm、直径 9.2mm 和标准边翘（Lift）获得的模拟结果，认为相对理想（图 3-18-6）。

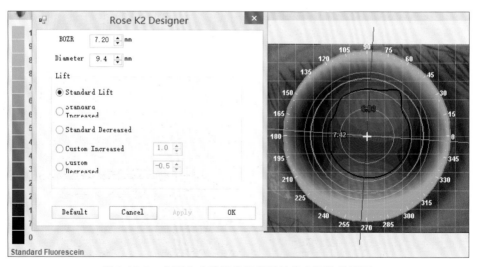

图 3-18-6 左眼自主选择参数获得的荧光评估模拟图

（6）用真实的试戴片试戴一下看看。右眼一次成功，BC7.1mm 配适可接受，左眼 BC7.2mm 评估配适偏紧，改用 7.4mm 后配适可接受。双眼镜片活动度

1～2mm，配适稳定，不会掉出；患者戴镜主观舒适；片上验光，双眼均可矫正到1.0。

（7）为了做比较，我们又在地形图软件上对左眼选择BOZR（基弧BC）7.4mm、直径9.4mm和标准边翘（Lift）获得的模拟结果，如图3-18-7所示。

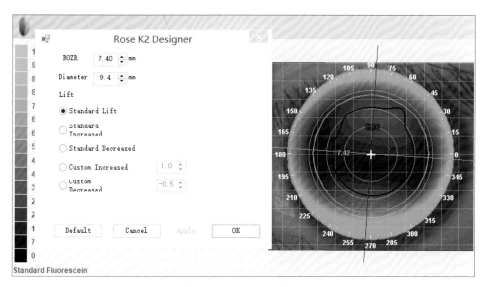

图3-18-7　左眼选择BOZR7.4mm获得的荧光评估模拟图

（8）对比下模拟图和真实试戴镜评估图（图3-18-8），双眼的模拟图和实际荧光图还是比较接近，模拟图有一定的参考价值。

（三）案例小结

（1）为圆锥角膜患者做RGP验配时，准确选择相对适合的第一片试戴片，可以减少试戴换片的频次（也减少试戴片损耗），减少患者不适感，减少角膜损伤概率，减少眼表感染概率，提高验配效率。

（2）圆锥角膜患者角膜形态特殊，而且每一个患者的形态都不同，难以设定标准化的试戴片选片方法。按传统的选片方法，我们根据患者的角膜地形图特点，靠经验估计来选择第一片试戴片，再根据评估情况做调整，这种方法耗时费事，验配效率低。

（3）利用角膜地形图提供的试戴片荧光评估效果模拟软件，在软件上模拟后再参考模拟结果选择试戴片，可以大幅提高验配效率。

（4）注意，使用地形图荧光评估效果模拟软件要求比较准确的地形图采集结果。采集地形图时可多做几次，选择可信度，可重复性高的采集图像结果。

（5）同理，此类软件也可用于普通RGP、复曲面RGP、角膜塑形的荧光评估效果模拟，但需要相应的生产商提供对应的软件支持。

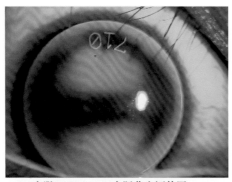 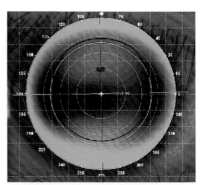

右眼7.1/9.2/–3.00实际荧光评估图　　　　　　右眼7.1/9.2模拟荧光评估图

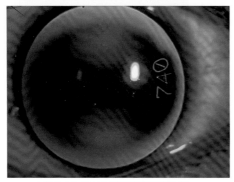 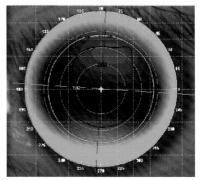

左眼7.4/9.4/–2.00实际荧光评估图　　　　　　左眼7.4/9.4模拟荧光评估图

图 3-18-8　双眼模拟荧光图和实际荧光图比较

第十九节 遇到地形图也测不出的圆锥角膜怎么办

（一）临床案例

男，17岁，双眼典型圆锥角膜，来我院验配 RGP。双眼角膜地形图如图 3-19-1 所示，其中左眼的圆锥 RGP 验配不复杂，不做讨论。

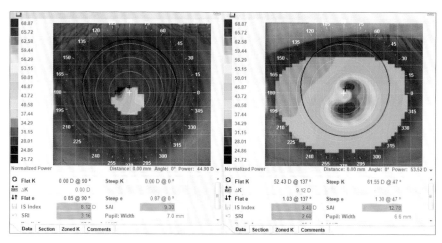

图 3-19-1 双眼角膜地形图

右眼因为圆锥严重，曲率高，最小和最大曲率超出角膜地形图标尺范围，地形图采集图像不完全。视光师反复采集地形图都无法获得满意的图像（图 3-19-2），怎么办？

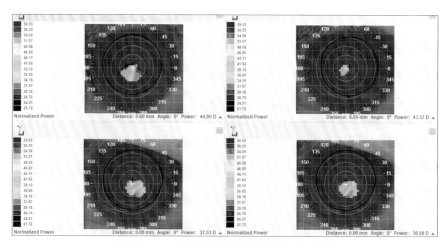

图 3-19-2 右眼无法获得满意的地形图图像

149

裂隙灯检查,右眼角膜光学裂隙切面表现为角膜中央平坦,周边陡峭的"平顶山"性角膜形态(图3-19-3)。

角膜中央有十字形态的云翳条纹(图3-19-4)。

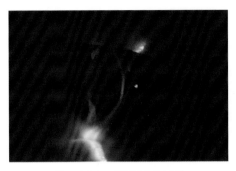
图 3-19-3 "平顶山"角膜

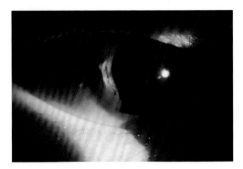
图 3-19-4 十字形态的云翳条纹

角膜圆锥的高曲率、高屈光力形成"聚光镜"现象(图3-19-5)。

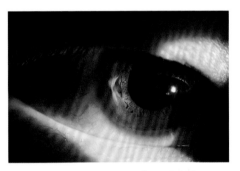
图 3-19-5 圆锥角膜"聚光镜"

上述角膜体征提示右眼角膜曲率变化大;角膜无水肿、穿孔迹象,可以用RGP矫正。

(二)分析和处理

角膜地形图是验配RGP的重要指导,甚至还可以通过地形图软件模拟RGP的配适效果;地形图也是圆锥角膜病情严重程度的重要依据,也是圆锥变化、发展的追踪依据。

当圆锥角膜曲率过高,或者曲率差异太大时会超出角膜地形图设备的测量范围而难以采集到图像。此时,我们可以尝试在圆锥角膜上戴一普通软性接触镜,软镜的黏附和弹性作用会让角膜表面"平滑化",之后再做地形图测量,也许就会能获得想要的测量结果。注意,配戴软镜后,要求软镜能贴附角膜无翘起,否则此方法也行不通。

本案中我们给患者戴了普通日抛软镜后再做地形图检查，就可以获得地形图图像了（图3-19-6）。

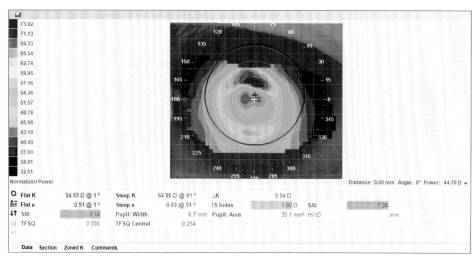

图 3-19-6　戴软镜后再做的角膜地形图

结果我们按这个地形图为参考，做了模拟并选择了合适的试戴片，采用 Piggy-back 的验配方法获得良好的配适效果，我们抬高边翘后，镜片配适好，患者主观感受佳，视力矫正 0.8（图 3-19-7）。

正式定片，双眼戴镜主观舒适，双眼视力矫正 1.0（图 3-19-8）。

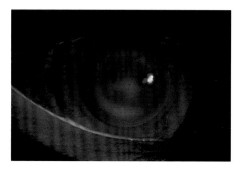

图 3-19-7　右眼 piggy-back

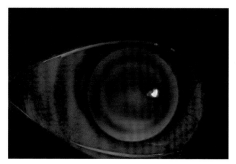

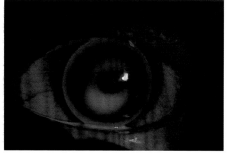

图 3-19-8　双眼定片配适图

（三）案例小结

（1）圆锥角膜曲率过高，或者曲率差异太大时会超出角膜地形图设备的测量范围而难以采集到图像。配戴软性接触镜后，软镜的黏附和弹性作用会让角膜表面"平滑化"，而容易获得地形图结果。

（2）如果配戴软镜后，软镜不能贴附角膜，或有翘起，则这种方法也行不通。

（3）戴软镜后再做地形图，反映的不是圆锥角膜真实的形态，但可以参考RGP验配，圆锥进展等重要信息。

第二十节 CRT 角膜塑形镜 抽卡设计的"小秘密"

一、临床案例

男，13 岁，验配 CRT 角膜塑形镜，眼健康检查正常，视光检查资料如表 3-20-1 所示，角膜地形图如图 3-20-1 所示，双眼地形图资料整理为表 3-20-2 所示。

表 3-20-1 视光检查资料

	电脑验光	角膜曲率	全矫验光	眼压 /mmHg	眼轴 /mm
右眼	−4.75DS/−0.75DC×30	43.50/7.75×5 44.75/7.55×99	−4.00DS/−0.75DC×30（1.0）	13	25.22
左眼	−3.25DS	43.25/7.81×10 44.00/7.66×100	−3.25DS（1.0）	13	24.87

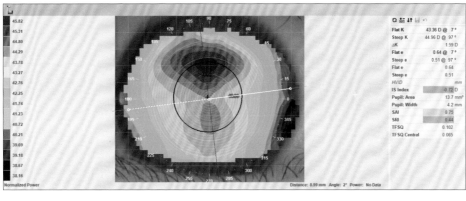

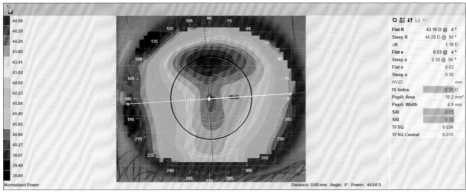

图 3-20-1 双眼角膜地形图

表 3-20-2　地形图资料

	地形图平坦 simK	地形图陡峭 simK	平坦 e	陡峭 e	HVID
右眼	43.36@7	44.96@95	0.64@5	0.51@95	11.1
左眼	43.10@4	44.28@94	0.63@4	0.50@94	11.4

　　验光师按上述检查结果抽卡选 CRT 试戴片：右眼按 43.25/−4.00D 抽卡选 87-550-33；左眼按 43.25/−3.25D 抽卡选 86-550-33。按此试戴片试戴 30 分钟后的切线差异地形图如图 3-20-2 所示。

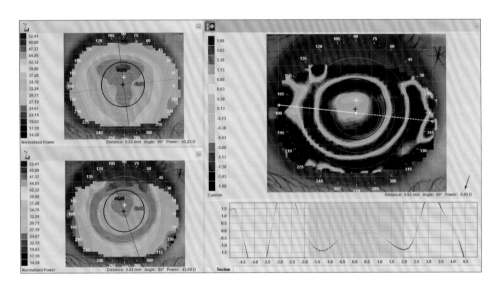

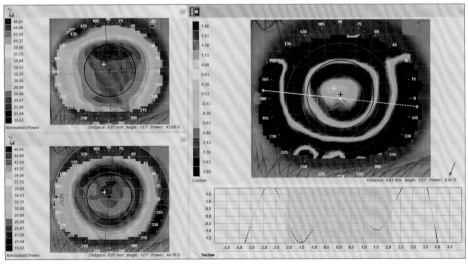

图 3-20-2　试戴 30 分钟后的切线差异角膜地形图

从试戴 30 分钟的差异地形图看，双眼都有明显的中央岛，中央岛高点（红色箭头所指）分别是 0.45D 和 0.47D，这就说明试戴后，中央的曲率不但没有变平，反而变陡峭了 0.45D 和 0.47D。

按中央岛的调整方向，是减少矢高，可以放平 LZA 1°（减少 15μm 矢高）或 RZD 减少 25μm。但验光师还有些不确定，这样改参数是否合理？

那我们试着从另外一个角度看看如何调整合理。

二、CRT 抽卡中的平 K、验光结果与镜片参数不是一一对应

CRT 试戴片的选择是通过确定角膜平 K 和主觉验光球镜部分（以下简称 MRS），来查找试戴片的方法。

但仔细看看 CRT 抽卡的结构，很容易发现同一个试戴片，是适合多个不同的角膜情况：以 27 号片 82-525-33 为例，抽卡中一共出现了 27 次，也就是说，有 27 种平 K 和 MRS 的抽卡结果都是使用 27 号片 82-525-33 最佳的（图 3-20-3）。当然并非 15 号片就会出现 15 次；也不是 27 号片就会出现 27 次，这正好是巧合。

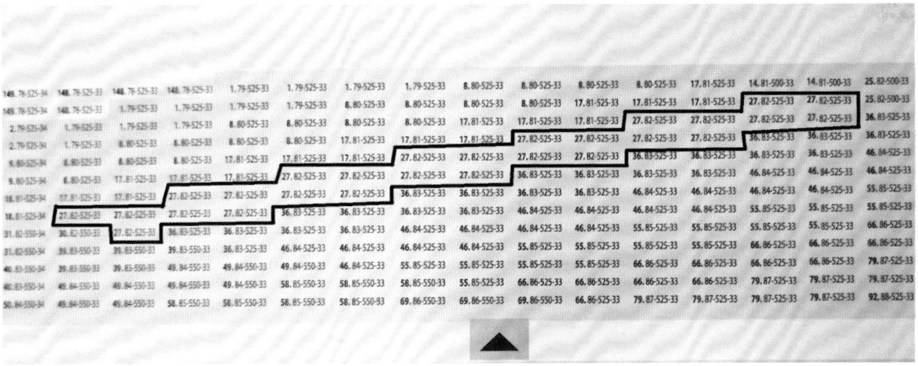

图 3-20-3　多个角膜的平 K 和验光结果，都可能对应同一个试戴片

把抽卡的过程逆反过来做一次，看看哪些平 K 和 MRS 对应 27 号片 82-525-33？这 27 个平 K 和 MRS 的组合分别是：

①44.12 −2.00；②44.00 −2.00；③44.00 −2.25；④43.87 −1.75；⑤43.87 −2.00；⑥43.75 −1.75；⑦43.75 −2.00；⑧43.62 −1.50；⑨43.62 −1.75；⑩43.50 −1.50；⑪43.50 −1.75；⑫43.37 −1.25；⑬43.37 −1.50；⑭43.25 −1.25；⑮43.25 −1.50；⑯43.12 −1.00；⑰43.12 −1.25；⑱43.00 −1.00；⑲43.00 −1.25；⑳42.87 −0.75；42.87 −1.00；42.75 −0.75；42.75 −1.00；42.62 −0.50；42.62 −0.75；42.50 −0.50；42.50 −0.75。为了方便阅读和理解，整理为如表 3-20-3 所示：

表 3-20-3 对应 27 号片 82-525-33 的 27 个平 K 和 MRS 的组合

	平 K	主觉验光球镜部分（MRS）				
1	44.12					−2.00
2	44.00					−2.00
3	44.00						−2.25
4	43.87					−2.00
5	43.87				−1.75	
6	43.75					−2.00
7	43.75				−1.75	
8	43.62				−1.75	
9	43.62			1.50		
10	43.50				−1.75	
11	43.50			−1.50		
12	43.37			−1.50		
13	43.37		−1.25			
14	43.25			−1.50		
15	43.25		−1.25			
16	43.12		−1.25			
17	43.12		−1.00			
18	43.00		−1.25			
19	43.00		−1.00			
20	42.87		−1.00			
21	42.87	−0.75				
22	42.75		−1.00			
23	42.75	−0.75				
24	42.62	−0.75				
25	42.62	−0.50				
26	42.50	−0.75				
27	42.50	−0.50				

从对 CRT 抽卡的研究中，我们可发现以下两个规律：

1. 角膜平 K 和 MRS 与选片不是"一对一"的关系，而是"多对多"的关系：同一个 MRS，比如 −2.00，平 K 是 44.12、44.00、43.87、43.75 从高到低，每增加 0.12D 一档都可以选 27 号片；

同一个平 K，比如 42.75，−0.75 和 −1.00 的降幅都可以选 27 号片。

2. 对同一片试戴片来说，平 K 陡峭时降度大，平 K 平坦时降度小。这与 VST 的设计原理类似，可以从矢高的角度解释：平 K 陡峭、降度大与平 K 平坦、降度小的情况对应的是同一矢高。所以平 K 很平坦时，很难做大的近视降幅。比如 CRT 的抽卡中平 K39.00 时能做的 136 片标准试戴片中提供的 MRS 是 −2.25，无法再高了。如果需要再高的近视降幅，需要用定制片，而且效果难以保证，还可能容易偏位。

提示：初学者不要随便尝试定抽卡中的白色参数部分，白色参数部分的镜片都是"超范围"的比较难处理的案例。

三、能保证验光和测量的平 K，100% 精确吗

做视光基础检查时，角膜曲率、角膜地形图中对平 K、simK 的测量和验光结果是有一定的误差的。这些可能的误差包括：

（1）验光时没按 MPMVA 原则，近视可能过矫正或欠矫正。

（2）验光时调节没控制好，近视过矫正。

（3）测量角膜曲率 / 角膜地形图时下颌没有顶到头（角膜地形图中系统的摄像头与眼球前表面的距离会影响测量结果）造成测量误差。

（4）测量角膜曲率 / 角膜地形图时注视不良造成测量误差。

（5）测量角膜曲率 / 角膜地形图时泪液不稳定造成测量误差。

（6）角膜曲率 / 角膜地形图未定期校准造成测量误差。

（7）不同品牌的角膜曲率 / 角膜地形图间的测量误差。

虽然这些误差也不一定很大，但有时仅仅 0.25D 的差别就会正好落在两个不同的试戴镜参数上了。比如：

测量的角膜平 K 和 MRS 是 43.25 −1.50 时选 27 号片，而如果平 K 变为 43 时（43.00-1.50）抽卡会选到 36 号片 83-525-33。很难保证测量的 43.25 一定比 43.00 更准确，或者说 43.25 比 43.00 更接近真实的角膜曲率。

如果验光时发现给 −1.75 时视力矫正略好一些，按 43.25 −1.75 时也会选到 36 号片 83-525-33。如果真实的屈光度是 −1.63D（一般验光不会精确到 0.12D 一档）呢，按 −1.50 还是 −1.75 作为 MRS 选片可就很随机了，当然选 27 号片还是 36 号片也很随机了。

所以，我们在抽卡时参考用的平 K 和 MRS，是一个包含误差范围的"范围"，而这个"范围"是有可能跨过 2 个不同的试戴镜的。即是说，对同一测量好平 K 和 MRS 的眼来说，可能有 2 个（或更多）试戴片都是合适的。

四、本案调片思路

回到本文提出的案例中，角膜曲率和地形图的平 K 有差异，电脑验光和主觉验光有差异。选择抽卡的依据本就是一个变动的"范围"。我们的思路是：

右眼按 43.25/-4.00D 抽卡选 87-550-33；左眼按 43.25/-3.25D 抽卡选 86-550-33 试戴后双眼有真中央岛表现，提示所选镜片矢高过高了。按上述分析，那会不会是基础检查的平 K 和 MRS 错了，导致选片也不合适呢？

右眼依据 43.25/-4.00D 抽卡（选 87-550-33）。会不会是因为 43.25 测量值偏高了，是测量误差呢？还是因为 e 值高（水平 e 0.64）而按平一点抽更好呢？无论是哪个原因，按 43.00/-4.00D 抽卡会选到 88-550-33，先试试看吧。

左眼依据 43.25/-3.25D 抽卡选 86-550-33，如果按矢高过高造成的中央岛，可以降低 RZD25μm 变为 86-525-33。看一下抽卡，86-525-33 附近对应的与 43.25/-3.25D 接近的平 K 和 MRS 是 43.12/-3.00。左眼地形图平坦 simK 是 43.10，电脑验光 -3.25，而主觉验光也是 -3.25，有没可能是主觉验光正好过矫正了点，平 K 也按偏高的值选了呢？如果按 43.12/-3.00 抽卡是 86-525-33，与按 86-550-33 试戴后中央岛需要降低 RZD25μm 的调片结果一致。试试吧。

五、本案调整方案与结果

结果，准备改右眼用 88-525-33（对应 43.00/-4.00）；左眼用 86-525-33（对应 43.12/-3.00）——与基础检查的视光结果差别不大，患者 2 天后回来给予重新试戴（双眼片上验光均为 +0.50D——1.0），过夜试戴切线差异图结果如图 3-20-4 所示，图中红色箭头所示中央岛处的曲率差分别是 -0.20D 和 -0.28D，至此可判断这是假中央岛，可按该参数定片。

戴镜一周后复查，角膜完好，日间裸眼视力 1.2，切线差异如图 3-20-5 所示。

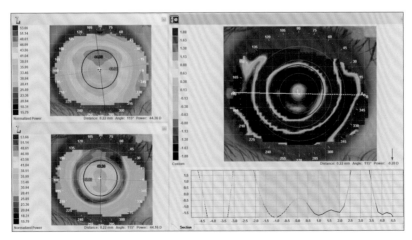

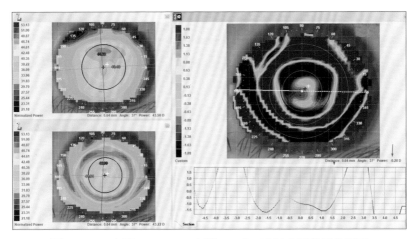

图 3-20-4 右眼 88-525-33 左眼 86-525-33 过夜试戴后差异图

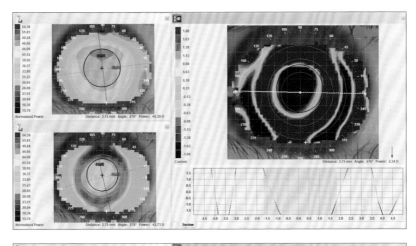

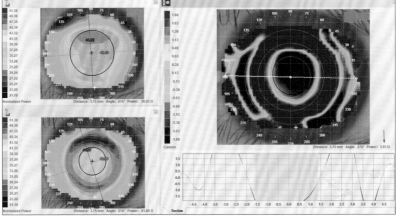

图 3-20-5 右眼 88-525-33 左眼 86-525-33 戴镜一周差异图

小　结

（1）CRT 的抽卡设计中角膜平 K 和 MRS 与选片不是"一对一"的关系，而是"多对多"的关系。

（2）在眼球活体测量角膜曲率或角膜地形图会有一定的误差，主觉验光也会有一定的误差。可认为测量值不是"单点"，而是一个"范围"。这个"范围"可能会正好对应 2 个或更多的试戴片。

（3）对 CRT 抽卡查找试戴片的过程来说，不是真正的"点对点"，而是"范围对范围"，利用这个特点，可以作为我们调整试戴片的参考。在相应的范围内调整都没有违反"抽卡"结构。这种方法给我们调整镜片提供了原则和方向。

（4）当出现需要调整参数时，查找调整参数后对应的平 K 和 MRS 组合，考虑一下是否是前面的检查结果误差造成。

（5）高 e 值角膜，按比平 K 更平的方向选片。

第二十一节　问题：塑形验配中 e 值选哪个

角膜塑形验配时，我们根据测量到的平坦 K（FK）和 e 值的高低来确定试戴镜的定位弧（AC）。e 值越高，AC 需要比 FK 更平坦。那么问题来了，这里说的 e 值到底是平坦子午线的 e 值还是陡峭子午线的 e 值还是平均 e 值？

随着角膜塑形镜的开展越来越广泛，问这个问题的同行也很多。来谈谈我们的看法。

一、地形图采集范围与 e 值

众所周知，角膜形态具有特殊性，中央区约呈球形，越到周边越平坦，形成一非球面形状。角膜从中央到周边屈光度平坦化的速率，叫偏心率。该平坦化速率越快，即角膜中央和周边角膜曲率差异越大，周边比中央角膜越平坦，e 值越大；平坦化速率越慢，即角膜中央和周边角膜曲率差异越小，e 值越小。所以，e 值和测量到的角膜范围有关，举例说明：对于同一角膜来说，如果测量到的角膜范围小，比如只是中央 5mm 直径区域的角膜，则曲率还没来得及变平坦，e 值就会小（比如 0.2）；而如果测量的角膜范围大，一直测量到 9.4mm 直径范围，则周边明显平坦化的区域也会被纳入 e 值的计算，则 e 值会变大（0.7）（图 3-21-1）。

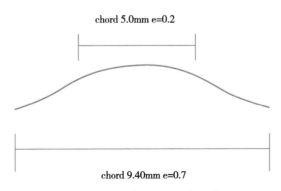

图 3-21-1　不同 chord 不同 e 值

角膜地形图测量的角膜范围，我们用采集直径（chord length，或称弦长）表示。图 3-21-2 中的 chord 就是角膜地形图中的数据的采集范围。所以 e 值和 chord 有关。

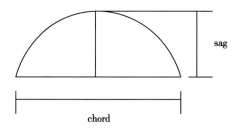

图 3-21-2　采集直径（chord length 或弦长）

如图 3-21-3 所示：左眼角膜地形图为例，当 chord 选择 5mm 时，陡 e 值是 0.21（图 3-21-4）；当 chord 选择 8mm 时，陡 e 值是 0.38（图 3-21-5）。

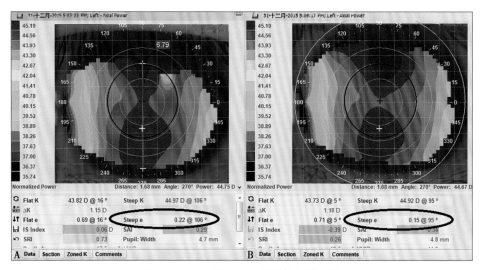

图 3-21-3　不同 chord 范围的角膜 e 值

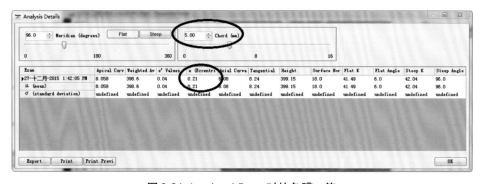

图 3-21-4　chord 5mm 时的角膜 e 值

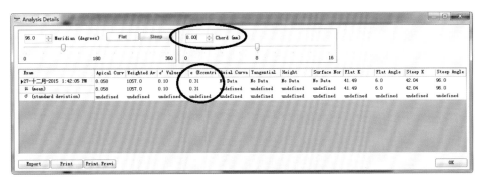

图 3-21-5　chord 8mm 时的角膜 e 值

　　当地形图的采集范围不对称（不以角膜中央为中点），chord 不在角膜中央时，我们也不知道 e 值的计算方法了（e 值的算法受角膜地形图仪生产商的专利保护，各品牌的算法可能不同），如图 3-21-6。

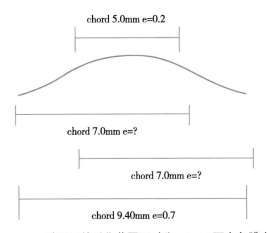

图 3-21-6　地形图的采集范围不对称，chord 不在角膜中央

　　操作角膜地形图时，一定要注意地形图的采集质量。其中大家比较容易忽视的就是垂直方向的地形图采集范围。如图 3-21-3 所示，A 是因为患者的眼睑或睫毛遮挡造成上方角膜地形图数据丢失；B 是重做了地形图的情况；用标尺测量 A 的垂直方向的地形图采集范围仅 6.79mm。A 中的陡 e 值是 0.22，而 B 中的陡 e 值是 0.15。所以，地形图采集范围和采集位置的变化会造成 e 值的变化。在不知道地形图 e 值的算法前，我们不知道这类 e 值变化是变大还是变小。如图 3-21-7 所示，B 图的采集范围更大，下方的角膜区域也采集到数据，而 e 值与左图是不同的。再一次说明地形图的采集范围会影响 e 值的计算结果。

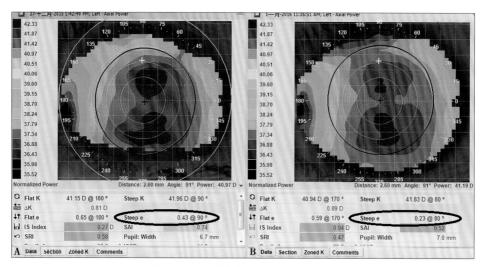

图 3-21-7 采集范围不同，e 值不同

然而，我们也不明白的是，为什么在很多实际的地形图测量中，采集范围变大后，反而观察到 e 值变小，这与理论推测矛盾。推测是由于采集范围不对称，不居中或者缺失数据时，软件用的算法不同造成的。如果要进一步追问这个问题，得了解地形图生产商对 e 值的计算算法以及数据缺失时的算法。

地形图采集范围太小，不但对 e 值有影响，还不便观察塑形效果。如图 3-21-8 所示，塑形前的地形图采集范围小，获得的差异图也受到影响（B）。

二、塑形镜试戴镜的选片原则与 e 值

Cheung 等（2000）与 Chan 等（2012）的研究中成人和儿童角膜陡峭子午线 e 值都小于水平子午线 e 值，这与我们在临床中观察到的结论一致。

在角膜塑形镜试戴镜的选择中，多数的生产商都提到要根据 e 值来进行选片，有经验法或计算法等多种依据，然而，却一直都无明确说明具体要按平坦 e 值或陡峭 e 值还是平均 e 值来计算或估计。经查阅相关的资料，目前没有明确的标准。按国内多数验配机构和专家的提法，按平均 e 值来计算或估计试戴镜 AC 选片的机构居多。

那么究竟应该怎么选择更为合理呢？

按本文上述"地形图采集范围与 e 值"的分析。e 值受角膜地形图采集范围的影响。所以，我们认为：对于常规角膜塑形设计，即角膜散光≤1.75D 时，当地形图垂直方向（顺规散光的陡峭子午线方向）的采集范围过小（<8mm）时，e 值的计算可能是不准确的，此时以采用水平方向子午线的 e 值作为选片参考；当地形图垂直方向（顺规散光的陡峭子午线方向）的采集范围足够大（>8mm）时，

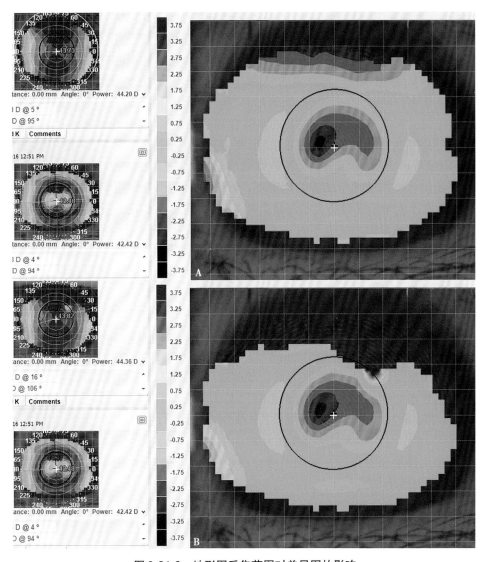

图 3-21-8　地形图采集范围对差异图的影响

A. 原始地形图采集范围大,差异图范围也大,便于贯彻；B. 原始地形图采集范围小,差异图范围也小

可采用平均 e 值；当角膜散光太大时,需要用环曲面塑形镜片,由于环曲面设计的 AC 是可以分开计算的,所以可分别根据平坦和陡峭子午线的 e 值来做调整。

至于为什么要以 8mm 直径作为对采集范围大小的定义呢？

这是因为对于多数角膜塑形镜的设计来说,8mm 直径正好是 AC1 的位置,同时也是环曲面塑形镜片计算的参考点。如果在垂直方向采集直径不足 8mm,就没有了环曲面塑形设计计算的准确参考依据了。

三、准确采集塑形前"原始地形图"的重要性

"原始地形图"是角膜塑形选片的重要参考,"原始地形图"采集越准确,选片也越容易成功;反之,不准确的"原始地形图"会给后续的验配带来无尽的麻烦和低效率。所以,准确的"原始地形图"是成功塑形的开始。

不同品牌的角膜地形图设备的重复性和精度不同,而且地形图本身的重复性并不是那么好——地形图设备精度、患者配合、眼眶解剖形态、鼻梁高度、睫毛、泪膜质量、瞬目等因素都会影响结膜地形图测量的重复性。

我自己操作过几个品牌的地形图,个人体会不同地形图间的差异也不小:同一眼在不同地形图设备上的测量会有 0.5D 的差异,e 值的差异有时更大(e 值算法不同的地形图系统也不同)。验配师应该熟悉这些设备的特点。做多了就对该设备测量的 e 值与选片 AC 的关系有一定体会了。

能初步判断什么样的地形图图像是相对准确的,什么样的地形图图像可能是设备的测量误差同样是角膜塑形镜验配的基本功。当不确定时,最好的办法就是多做几次。

另外,按研究中国人的睑裂高度是 9.6mm±1.18mm(Wong et al.2002),而西方人的睑裂高度是 10.3mm±1.9mm(Lin et al.2006),中国人眼睑更小一些。角膜地形图采集图像时,在垂直方向会受到睫毛的遮挡,或患者配合的问题导致眼睑紧张半闭合而导致实际的采集直径变小,要采集到 8mm 以上的图像也不容易,需要反复、多次采集,获得患者的良好配合才可达到。如何采集一个好的地形图,本书第一章第九节有详细介绍。在垂直方向采集尽可能大范围的图像能更加准确地获得良好和准确的地形图数据。水平方向一般不会出现这类情况,采集范围总是很大。

小　结

(1)e 值的大小受地形图的采集范围影响。

(2)垂直方向采集不全时,根据水平 e 值参考选片,否则可参考平均 e 值。

(3)角膜地形图不是那么"靠得住"的,采集良好的原始地形图非常重要。

在眼视光门诊经常会遇到就诊的患者提各种各样的问题,笔者总结了一些遇到的问题,供视光师们和患者们参考。

第一节 验光结果为200度近视,也可能是"高度近视"吗

我们知道600度以上近视是高度近视,但验光度数200度的人,也有可能是"高度近视",我们从以下内容来逐步了解高度近视。

一、高度近视会致盲

北京大学中国健康发展中心的李玲教授2016年出版的《国民视觉健康报告》一书中的描述,预计到2020年有一半的中国人会是近视眼。近视眼不仅是不方便的问题,比如需要戴眼镜、戴隐形眼镜,需要摘戴护理等,近视带来的更麻烦的问题是对眼睛健康造成损害。其中高度近视非常容易引起一系列有致盲风险的眼病,如视网膜裂孔(最常见)、视网膜脱离、黄斑病变、青光眼、白内障等。目前,我国有3 000万人是高度近视(图4-1-1),高度近视者就像是随时带着一个会导致眼盲的"炸弹"。

二、为什么说高度近视眼很危险

眼球是一个球体,这球体的前后直径我们称为"眼轴",正常情况下眼轴在23.5mm左右。如果眼轴过长,意味着眼球的体积就会变大。而当眼球变大时,眼球壁就会变薄,这就像吹气球一样,气球体积小时气球壁厚;气球体积变大以后气球壁就变薄。眼球壁就像气球壁一样,如果眼球的体积变大时,眼球壁就会变薄。

组成眼球壁的视网膜、脉络膜和巩膜都会变薄,从而引起一系列的病理变

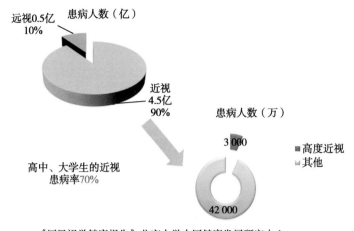

《国民视觉健康报告》北京大学中国健康发展研究中心

图 4-1-1 我国的近视现状

化,这些变化可以在眼底检查中发现,严重的会致盲。如图 4-1-2 所示是眼轴正常者的眼底图像,如图 4-1-3 所示是眼轴过长患者的眼底图像,眼轴过长以后眼底会发生一系列的病理改变:眼轴长,脉络膜不能跟随眼球壁的扩张进一步延展,导致后极部脉络膜萎缩、缺失,直接透见白色的巩膜(图 4-1-3 中蓝色虚线圈)。

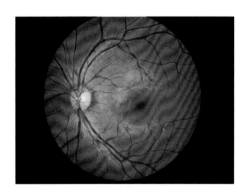

图 4-1-2 正常眼轴者的眼底图像

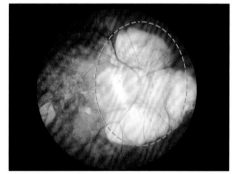

图 4-1-3 眼轴过长者的眼底图像

眼轴就是衡量眼球体积大小的一个指标,眼轴越长表示眼球体积越大,眼球壁越薄,视网膜、脉络膜和巩膜都会变薄,很容易发生并发症。当眼轴长度大于 25.5mm 时,眼底病的并发症会大幅度增加。

一般情况下,远视眼眼轴短,近视眼眼轴长,所以近视眼患者容易并发眼底病(图 4-1-4)。

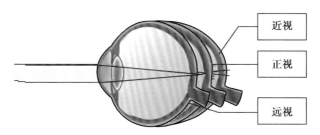

图 4-1-4 近视眼眼轴长

注意，近视患者常常眼轴长，眼轴长容易造成眼底并发症。但是眼轴长的患者不一定就近视，而近视者也不一定眼轴就长。

三、眼轴，而不是近视度数，才是判断近视风险的关键

如图 4-1-5 所显示的这个患者 35 岁，近视度数不高：右眼 200 度近视 200 度散光；左眼 75 度近视。按近视分类属于低度近视。患者自我感觉良好，因为近视度数不高，平时不戴镜，喜欢游泳，尤其喜欢跳水。但做眼轴测量时（图 4-1-6），就发现问题了：表面上是低度近视，但当我们看角膜曲率时发现很平坦，才 38D。给患者做一个 IOL-Master 眼轴测量 27.54mm，眼底表现为高度近视眼底表现。

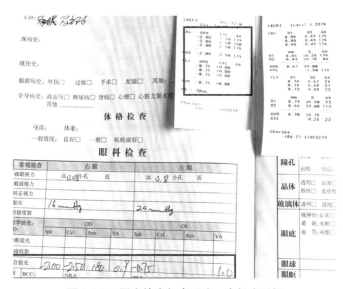

图 4-1-5 屈光检查仅表现为一个低度近视

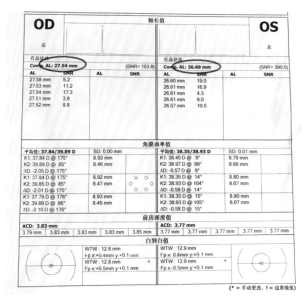

图 4-1-6　眼轴测量，双眼都表现为角膜曲率平，而眼轴很长

　　这种情况就是表现为低度近视，但其实也算是"高度近视眼"的情况，要注意定期复查眼底，避免剧烈运动，再也不要去跳水了，那是最容易发生视网膜脱离的运动。在这个案例中，过平的角膜曲率代偿了长眼轴带来的高度近视，看起来只有 200 度近视，其实这是相当于一个 800～900 度近视眼，如果忽视会非常危险。

四、即使你做了屈光手术，也仍然是一个近视眼，而且永远都是

　　对于很多做了屈光手术后的近视患者来说，屈光手术本身并没有消除近视带来的眼部改变，这就好像用屈光手术的方法，把近视眼的角膜切削成一个光度适合的隐形眼镜的形状。这样近视的患者就等于随时戴着用自己角膜制作的隐形眼镜了，既不用摘戴，也不用护理。这些患者如果来检查就会像上述案例一样，他们的角膜曲率因为做了手术会变得很平坦，而眼轴仍然是很长的，表面上没有近视，并不等于没有近视的风险。

　　所以这类患者一定要切记：哪怕你做了屈光手术，但你仍然是一个近视眼，而且永远都是。

　　也就是说，仅仅看近视多少度是不够的，近视的风险要看眼轴长度。

五、近视要分析角膜曲率和眼轴的不同组合方式

　　当然也有相反的例子：近视度数高，但眼轴不长，角膜曲率很陡峭。这种

情况的近视者发生眼底病的风险小，比如，表面上看是 700 度近视，但角膜曲率 48D，眼轴 24.2mm，其实只相当于一个 250 度的低度近视而已，眼底病并发症的风险不大的。但是也别太高兴，这种情况因为角膜曲率过高而需要定期复查以排除一种叫"圆锥角膜"的角膜病。

可见，近视度数只是一个方便患者理解的综合指标，近视的度数是由角膜曲率和眼轴的不同组合方式决定，近视的风险有多大，是什么样的风险还需要具体分析。眼轴长和角膜曲率陡带来的近视，并发症的风险是大不相同的。

而目前患者对"近视"的理解是不够的，我们觉得更多的是需要提高行业从业者、眼镜验光员对近视的理解，向广大近视患者宣传科普这一概念。

六、我们真正关注的是近视相关并发症的风险有多大，而不是近视多少度

"近视多少度"是现象，发生眼病的风险有多大是本质。是时候把注意力从"你多少度近视"转移到"你有多大眼病风险"来了。

最后，很多朋友表示：我们的验配点没有测量眼轴的设备怎么办？医生没有给我测量眼轴怎么办？

能测量眼轴是最好的客观检查，但如果没有眼轴的话还可以参考看角膜曲率的：如果角膜曲率很平坦，比正常曲率值（42～43D）平坦的这部分就是额外的近视度数。比如：近视 300 度，角膜曲率 40.00D，比正常值平坦 2～3D。所以，如果这个患者的眼轴相当于是 500～600 度近视者的眼轴，是属于高度近视了。虽然度数不高，但是他发生高度近视并发症的风险与一个 600 度近视的人一样了，需要像对待高度近视者一样定期复查眼睛。

第二节 低度近视、低度远视、低度散光要配镜吗

每年的学生体质检查都会发现不少新发生的近视、远视、散光。有时这些新发现的屈光不正度数很低，家长常常询问，这些度数很低的近视、远视、散光是否需要配镜？

一、儿童低度远视需要戴镜吗

眼睛看远和看近时距离不同，眼球的光学系统需要变焦才能看清楚不同距离的物体，这种眼球变焦的能力就叫做调节。平行光经过调节放松的眼球折射后成像于视网膜后，称为远视。远视者看远时常常可以通过调节，增强眼球的屈光力，使视网膜后的焦点前移到视网膜上；看近时需要更多的调节，而且距离越近需要的调节越多（图 4-2-1）。

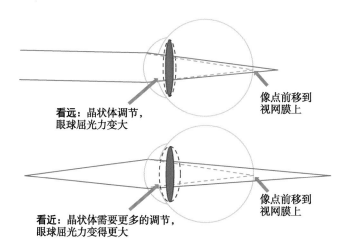

看远：晶状体调节，
眼球屈光力变大

像点前移到
视网膜上

看近：晶状体需要更多的调节，
眼球屈光力变得更大

像点前移到
视网膜上

远视眼通过调节，眼球的屈光力增强，像点
前移到视网膜上；物体越近需要的调节越多

图 4-2-1 远视的调节代偿

调节幅度就是眼睛能使用的最大的变焦能力，相当于调节的储备。当调节幅度足够大时，远视不需要配镜；当调节幅度不足时，远视需要配镜，否则很容易视疲劳。调节幅度就像存款，存款多的时候，购买力强，看远看近，要多少调节有多少调节。但是调节幅度随年龄增加而减少，所以年轻时远视可以通过自身的调节力代偿，年长后，调节幅度下降了，代偿不了了，就需要戴镜。当然，

调节幅度可不是银行存款,是有上限的,人的调节和年龄的关系可以用最小调节力公式计算:最小调节 =15- 年龄 ×0.25。

儿童调节幅度是比较强的,低度远视可轻易代偿,可以不用配镜。而且儿童低度远视还是对近视的一种有效保护,即,低度远视的儿童以后不容易近视,或近视发生的年龄可推迟。

二、儿童低度散光需要戴镜吗

通俗地讲,散光就是不同方向的近视度数不一样,这个不一样的差值就是散光,所以散光是有方向的。多数儿童的近视散光在 180°(水平)方向,我们称为顺规散光,反之近视散光在 90°(垂直)方向的,我们称为逆规散光。逆规散光对视觉质量影响大,而顺规散光影响小,一般来说低度逆规散光也要矫正,单纯的低度顺规散光(≤0.75D)可不配镜。

如果除了散光外还有近视,那就要按近视的配镜原则考虑给处方。

三、儿童低度近视需要戴镜吗

近视和远视不一样,近视眼成像在视网膜前。越使用调节,像点越向前移动,距离视网膜越远,越模糊,所以近视眼是没有调节机制代偿的(图 4-2-2)。300 度(-3.00D)以内的近视称为低度近视。虽然"低度",但未矫正不戴镜时看远是不清楚的。

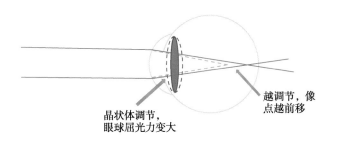

越调节,像
点越前移

晶状体调节,
眼球屈光力变大

近视越调节,像点越向前移动,距离视网膜越远,越看不清楚

图 4-2-2 近视无法通过调节代偿

实际上家长关注的是:更低的度数,比如 50 度、75 度(-0.50D、-0.75D)近视是否需要戴镜?举个例子,单眼的裸视都是 0.6,而双眼视力 0.8～1.0。验光单眼都是 50 度近视(-0.50D——1.2),不戴镜时,日常生活、学习都不受影响,这样的孩子需要配镜吗?

从以下几个方面来看:

1. 低度近视不戴镜是否会促进近视进展

从医学文献研究（RCT 随机对照试验）的结果看，原来的研究都支持近视欠矫正会造成近视进展更快，都提倡足矫正。第一年欠矫正比足矫正近视多进展 0.15D（Adler，2006），两年欠矫正比足矫正近视多进展 0.23D（Chung，2002）。推测可能的机制是：欠矫形成视网膜成像模糊，模糊像是一种形觉剥夺，也会刺激近视增加。对上述案例来说，不戴镜就是欠矫，那就意味着近视进展会变快，还是应该戴镜。

而近期又有研究（Shi-Ming Li，2015）认为欠矫和足矫是没有差异的。即是说，上述案例暂时不戴镜，也不会促进近视增加。

而且不同研究对近视欠矫正、足矫正的定义都未统一，所以近视是否一定要足矫正还未有统一的结论（详见本书第二章第七节）。

2. 欠矫正是否会造成日常生活不便

现代教育中很多儿童学习的方式也发生了变化，学生也从手机，平板电脑，电脑，书本等需要近距离用眼的方式中获得信息。而并非是需要大量的看黑板的看远模式。对于低度近视来说，看近是能清晰视物的，看近时即使不戴镜，也不会造成调节、集合关系的异常变化。所以，如果低度近视能轻松看清黑板的话，也不一定需要戴镜的。

3. 虽然目前的儿童镜架设计已经可以做得很轻，镜腿也很少采用容易氧化的金属材质，但长期戴镜镜腿仍然会接触皮肤，鼻托仍然对鼻梁有局部的压力。这是否会影响儿童鼻梁的发育和造成皮肤过敏？

4. 需要考虑戴镜是否会造成对儿童心理上的不良影响。

5. 最后还需要考虑配镜的经济成本。

处理方案：

权衡利弊，对于个体还是需要结合孩子的个性化需求考虑，我们的处理方案是：

（1）如果没有眼位异常，双眼视异常等问题，我们会结合低度近视儿童的实际情况来处理。如果上课看不清黑板，或者看黑板时很吃力，则上课时戴镜，其他时间可不戴镜。上述案例就采用这种方案。如果用裸眼视力或屈光度来表述则是：单眼裸视 0.6～0.8；双眼视力>0.8；近视 0.50D（含）以内的低度近视眼可暂时不配镜。

（2）如果单眼、双眼的裸眼视力都差（单眼裸视≤0.6；双眼视力≤0.8），则应该戴镜。

（3）如果同时伴有斜视、隐斜、AC/A 异常等问题，则根据具体的检查结果决定如何配镜。

小　结

中国的家长都觉得戴镜不好,都不愿意让孩子戴镜,其实合理的配镜能提高视力,提高视觉质量,促进双眼协调,获得良好的双眼视觉,也提高了生活质量。是否给戴镜,要结合孩子的实际用眼需求和眼视光检查结果来决定。眼视光检查不仅包括屈光检查,还包括调节、双眼视功能等,所以儿童配镜还是要找专业的机构。

第三节　儿童要不要戴防蓝光的眼镜

近年来市场上出现了一种新的功能眼镜——防蓝光眼镜,可以有效过滤电子视频终端(如手机和电脑)发出的蓝光,保护眼睛,很多家长询问,儿童要不要戴防蓝光的眼镜?

最近查阅了一些相关文献,整理介绍如下:

一、什么是蓝光

蓝光,一般(不同的文献对波长范围的定义不同)是指380~500nm波长的高能可见光(high energy visible light,HEV)(图4-3-1)。其中波长440~470nm以内的蓝光可能对视网膜有害,而波长480~500nm之间的蓝光有调整生物节律的作用,睡眠、情绪、记忆力等都与之相关,对人体是有益的。除了存在于自然阳光中以外,蓝光还存在于电脑显示器、荧光灯、手机、数码产品、显示屏、LED等光线中(图4-3-2)。

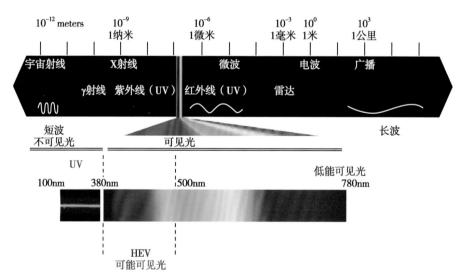

图4-3-1　蓝光一般是指380~500nm波长的高能可见光

随着手机等移动数字视频终端的发展,我们的眼睛几乎随时都暴露在这些视频终端发出的蓝光中,而新一代数字视频终端使用的发光二极管LED技术(White LED)发出更多的蓝光(图4-3-3)。近年来,不论大众媒体或学术会议上都在热议蓝光对眼健康的影响。

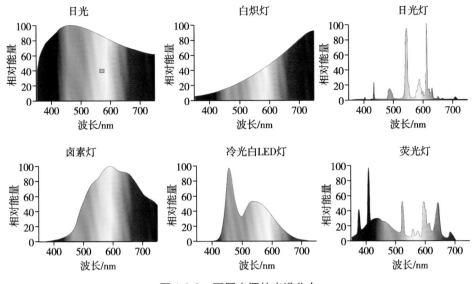

图 4-3-2　不同光源的光谱分布

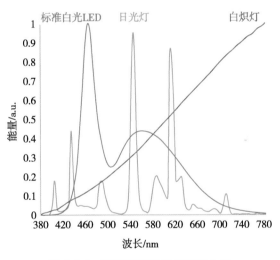

图 4-3-3　不同光源光谱的蓝光含量

　　事实上，我们每个现代人每天都暴露在高能蓝光中，因为室内照明系统（如日光灯，或 LED 节能灯）都会发出很多的蓝光。紫外线会被角膜和晶状体吸收（不会到达视网膜），而蓝光会通过眼的屈光介质，被视网膜上的光感受器和色素上皮层吸收（图 4-3-4）。

　　好消息是：研究证明手机 / 电脑等电子视频终端产生的蓝光强度是室外自然光中的蓝光强度的几百分之一。但如果持续（连续几小时）对着手机、平板电脑或电脑，是否会增加整体的蓝光暴露剂量而有损眼健康呢？

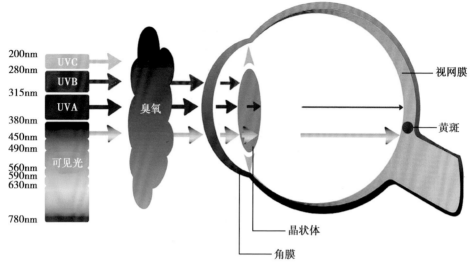

图 4-3-4　角膜和晶状体过滤掉 UVB 和大多数 UVA，所以到达视网膜的是高能、短波长的紫-蓝光

二、蓝光的好处

自然光中的蓝光能调节人体的生物钟节律。自然光中有 25%～30% 是蓝光，蓝光能刺激皮质醇生成、抑制褪黑素分泌，所以能维持我们在日间注意力集中和清醒的状态。夜间的黑暗和昏暗的光线则会刺激松果体分泌褪黑素，让人昏昏欲睡，进入睡眠。褪黑素是由视网膜神经节细胞介导的，这些细胞对 470～480nm 波长的光（正好是蓝光的范围波段）吸收最高。如果睡前接受过多的蓝光就会抑制褪黑素的分泌，而扰乱睡眠周期，导致失眠。

此外，在动物实验和人类的研究证据表明，每天暴露在户外的阳光下能有效预防儿童近视发生或降低近视发病率，而其中短波长的蓝光可能起到重要的作用。

三、蓝光可能的害处

长期（几年或几十年）每天近距离看发出蓝光的手机等电子视频终端是否会对视网膜有害？

虽然有体外实验研究表明蓝光可以通过光化学机制损伤视网膜的光感受器和色素上皮细胞，但目前还没有充分的流行病学研究证据表明长时间观看电子视频终端会对人眼造成病理性损害。研究发现人眼自带光保护机制可以抵消蓝光对视网膜的损害，包括：瞳孔收缩、眯眼、黄斑的叶黄素、视网膜的抗氧化剂和酶修复机制。有流行病学研究阳光（和蓝光）照射与年龄相关性黄斑变性发展之间的关系，结果却是喜忧参半。

自然阳光下的蓝光照射强度是电子视频终端的几百倍，所以推荐在户外戴过滤蓝光和紫外线的眼镜是保护眼睛免受高能短波长蓝光伤害的重要手段。现在不少镜片生产商生产的防蓝光镜片，能阻挡415～455nm波长的紫外光（有害蓝光），但可以透过可调节睡眠-清醒周期的长波长蓝光（有益蓝光）。这些滤光镜片能过滤10.6%～23.6%的目标波长（短波蓝光），研究发现戴这类防蓝光镜片在暗环境中会减少对比敏感度2.4%～9.6%，减少褪黑素分泌抑制率为5.8%～15.0%，但70%以上的受试者对这些变化都没有主观感受，具体的保护效果如何却还未有充分的临床研究结论。

四、要不要防蓝光

相关的行业从业人员和团体推荐使用电子视频终端的用户都使用防蓝光的眼镜（Blue-Light-Roundtable_White-Paper，2013，图4-3-5），以减少光化学视网膜损伤和年龄相关性黄斑病变的累积风险。

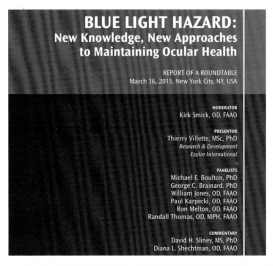

图4-3-5　行业推荐使用电子视频终端的用户防蓝光的眼镜

然而美国眼科学会（American Academy of Ophthalmology，AAO）的网站上有几篇消费者关注的科普文章却不建议正常人使用防蓝光的眼镜，认为没有证据表明电子视屏终端会损害视网膜，认为"现在对蓝光采取预防措施还为时过早，可能会带来意想不到的后果"（图4-3-6）。

而对于如何保护眼睛免受电子视频设备蓝光伤害的最好方法，美国眼科学会推荐使用"20-20-20"法则：即，每隔20分钟，看至少20英尺（6米）外的物体，至少20秒。也许对有早期视网膜疾患或高风险的患者是建议使用防蓝光眼镜的，因为这类患者的视网膜的光保护机制可能受损了。

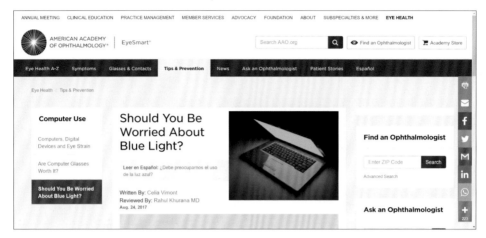

图 4-3-6　美国眼科学会不建议正常人使用防蓝光的眼镜

五、我们的观点

1. 儿童使用电子视频终端与近视的关系,更多的在于阅读距离和阅读时间,与蓝光无关。

2. 蓝光对视网膜可能是有损害的,但是蓝光也可能是有近视保护作用的。电子视频终端发出的蓝光强度是非常弱的(是自然光的几百分之一),如果不是每天长时间(8 小时以上)盯着手机 / 电脑看(儿童一般不会如此长时间地使用电脑 / 手机),合理使用电子视频终端是不必戴防蓝光的眼镜的。

有黄斑疾患的人群,比如年龄相关性黄斑变性、黄斑裂孔、糖尿病性视网膜病变患者更需要防蓝光。

第四节 近视与眼球突出、眼球变形有关系吗

很多近视患者不愿意戴眼镜的原因是：听说戴镜会使眼球突出，也有听说戴镜会使眼球变形的。提到这个问题时常常有人说：XXX 就是这样，后来没戴眼镜了，终于没变形，眼睛没有突出。

那么问题来了：①近视会眼球突出吗？②戴镜会使眼球突出/眼球变形吗？

一、眼球突出是什么意思

医学上眼球突出（又称突眼）是指眼球向前移位并外突的异常状态（注意：规范的用词是"突出"而不是"凸出"）。眼球在眼眶内的正常位置是角膜顶端不超出眼眶上下缘。中国人眼球的突出度平均为 11.68～13.93mm，如果高于或低于此数时，可考虑为眼球突出或后陷，两眼差值不超过 2mm。

眼球是否突出，可以用眼突计测量。眼突计测量的是平视前方时，颞侧眶缘最低处（相当于外眦部眶缘的骨性结构处，即图 4-4-1 中箭头所指）与角膜顶端的距离。

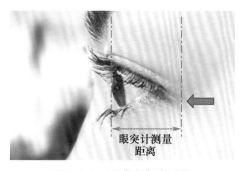

图 4-4-1 眼球突出的测量

二、近视与眼球突出的关系

眼球是在眼眶内的。所以眼球是否突出，取决于眼眶的容积和眼眶内容物的体积。如果眼眶内容物体积变大，比如眼眶内占位病变（如肿瘤）则眼球就会被"顶出来"，眼球就突出。

1. 眼眶深浅决定是否"眼球突出"

眼球也属于眶内容物，如果眼球很大，比如高度近视眼眼轴很长，也会对"眼球突出"有一定的"贡献"。

但我们讲近视眼是否会眼球突出的时候，常常忽略了眼眶容积这个重要的因素。成人眼眶容积为 25～28ml。有的人眼眶容积大，眼眶深；有的人眼眶容积小，眼眶浅。也就是说：如果是眼眶浅，即使没有近视，眼轴不长也有可能"眼球突出"(有的人"金鱼眼"就是这样)；如果是眼眶深，即使高度近视，眼轴很长也有可能没有"眼球突出"(图 4-4-2)。

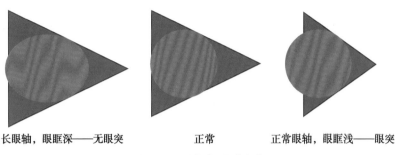

长眼轴，眼眶深——无眼突　　　　　　正常　　　　　　正常眼轴，眼眶浅——眼突

图 4-4-2　近视与眼球突出

2. 眼轴长度对"眼球突出"影响不明显

我国人眼球的突出度平均为 11.68～13.93mm，这里的正常范围都有 2.25mm 的"波动空间"了。对成人而言，眼轴每增加 1mm 差不多带来 300 度近视，也就是说，至少得是一个眼轴在 27mm 以上(这样的眼轴可能是 900 度近视)的高度轴性近视，才会对"眼球突出"有一点"不明显的贡献"。

所以，高度近视长眼轴对"眼球突出"这种表现的影响是不明显的。因而，轴性近视不是造成眼球突出的主要原因。这也是为什么古天乐、周海媚、周慧敏们都是高度近视而没有"眼球突出"了。

三、戴框架眼镜会造成眼球突出或"眼睛变形"吗

近视眼镜是"缩小镜"，通过框架镜看世界时，物像会缩小，度数越高时这种缩小的现象越明显。别人看到你的眼睛也是通过近视眼镜的"缩小效应的"，当大家习惯你的眼睛是"缩小版"后，有一天你突然不戴眼镜时就会产生一种"你的眼睛变大了"的错觉，这种错觉常常被认为是"凸眼／突眼／眼球变形"。

所以，戴镜不会造成眼睛或眼球变形或眼球突出的，不必视戴镜如洪水猛兽。

第五节 什么是快速和慢速散瞳验光

一、为什么要做散瞳验光

儿童眼部调节能力较强，不同年龄调节力不同，年龄越小调节力越强。在验光的过程中如果调节紧张或调节痉挛时，睫状肌不能完全放松而造成额外的调节会形成对验光的干扰，这种情况下，近视眼的验光结果比实际的高（如果配镜则容易促进近视进展），远视眼的验光结果比实际的低。所以，为获得准确的屈光度，儿童屈光不正患者需要充分麻痹睫状肌后再进行验光检查，也就是我们平时说的散瞳验光。

其实散瞳是睫状肌麻痹验光的附带作用，散瞳会带来畏光、流泪等不舒适，这些是我们不希望出现的情况。所以，平时说的"散瞳验光"的表达是不确切的，准确的说法应该是"睫状肌麻痹验光"。

二、需要采用睫状肌麻痹验光的情况和注意事项

一般 12 岁以下的儿童都应该做睫状肌麻痹验光。除此之外，以下情况也需要采用睫状肌麻痹验光：

（1）矫正视力差或视力波动。

（2）视网膜检影结果不稳定。

（3）检影结果和主觉验光结果差异明显。

（4）内斜或内隐斜明显者。

（5）视疲劳症状与屈光不正情况不相符合。

（6）高度远视或者高度散光（高度散光容易造成调节波动、调节不稳定）。

此外还需要注意的是：

（1）年龄越小调节越强，需要的睫状肌麻痹剂作用要越强。一般 8 岁以下儿童需要用强睫状肌麻痹剂，如环喷托酯。

（2）浅色虹膜（白种人）人种对睫状肌麻痹剂更敏感，需要弱一些的麻痹药物。

（3）用药剂型 首选滴剂或者凝胶滴眼剂，次选膏剂。

三、快速与慢速散瞳验光，临床常用的 3 种睫状肌麻痹剂比较

理想的用于验光的睫状肌麻痹剂应具有以下特点：①起效快；②睫状肌麻痹作用强；③不良反应少；④恢复迅速；⑤最好没有散瞳效果（目前还没有研发

出只麻痹睫状肌而无瞳孔散大作用的睫状肌麻痹剂）。

眼科临床工作中对儿童常用的睫状肌麻痹药物，都属于 M 型胆碱受体阻滞剂，包括：

1% 阿托品，长效睫状肌麻痹剂，我们平时说的"慢速散瞳验光或慢散"就是指用 1% 阿托品做的睫状肌麻痹验光。

托吡卡胺（或复方托吡卡胺与去氧肾上腺素的复方制剂），短效睫状肌麻痹剂，就是我们平时说的"快速散瞳验光或快散"的用药。

1% 环喷托酯，是一种人工合成的强力抗胆碱药物，与托吡卡胺相似，属于短效睫状肌麻痹剂，但其睫状肌麻痹效果优于托吡卡胺。

（一）用药方法

复方托吡卡胺滴眼液滴眼，5 分钟 1 次，每次 1 滴，共 4 次；每次滴眼后嘱闭眼，末次滴眼 30 分钟后检查。

环喷托酯滴眼液，刺激性相对强，用药时需先点一滴表面麻药，之后间隔 5 分钟，点 2 次 1% 环喷托酯滴眼液。30 分钟后，可以做睫状肌麻痹验光检查。如瞳孔小于 6.0mm，则可再点一次 1% 环喷托酯滴眼液再检查。

1% 阿托品眼液或阿托品眼用凝胶滴眼，每日 3 次，连用 3 天共 9 次后检查。

所有的睫状肌麻痹药物滴眼后均应嘱压迫泪囊以减少全身吸收。

（二）睫状肌麻痹起效时间

托吡卡胺滴眼液最佳睫状肌麻痹效果在第一次滴药后第 45 分钟出现，在第一次滴药后的第 25 分钟到第 85 分钟，都有良好睫状肌麻痹效果窗口期供检查，而在第一次滴药后第 345 分钟（5.75 小时）时，已经基本恢复到滴药前的水平。

环喷托酯滴眼液给药后 20 分钟睫状肌麻痹作用已明显，给药后 45 分钟睫状肌麻痹作用接近最大，该作用可维持到给药后 75 分钟此作用才开始减弱。给药后 48 小时此作用已完全消失。

所以应用环喷托酯进行睫状肌麻痹的眼科检查时最好在给药后 45～75 分钟之间进行。

阿托品滴眼液每日 3 次，连用 3 天才达到最佳调节麻痹效果，但其睫状肌麻痹效果最强。

（三）睫状肌麻痹效果

用睫状肌麻痹剂后，并没有完全麻痹睫状肌，眼睛仍能作某种程度的调节，这部分调节称为残余调节。残余调节力反映的是睫状肌麻痹的效果，残余调节越少，麻痹效果越好。相关的研究文献非常多，虽然使用 3 种药物后的残余调节力结果不一致，但以下结论是一致的：

1. 阿托品的睫状肌麻痹效果最强，可以有效地避免屈光检查中调节的影响，仍然是验光的金标准，但睫状肌麻痹持续时间和散瞳持续时间长，副作用相对大。

2. 托吡卡胺虽然有散瞳持续时间短的优点，但其麻痹睫状肌的效果相对较弱，甚至有人认为它不适合做儿童的睫状肌麻痹检查。

3. 环喷托酯睫状肌麻痹效果接近阿托品，强于托吡卡胺。是目前推荐儿童睫状肌麻痹验光的一线用药。

（四）瞳孔变化

使用阿托品、环喷托酯或复方托吡卡胺后，瞳孔直径都会扩大。

（五）不良反应（adverse drug reaction，ADR）

睫状肌麻痹剂点眼的副作用非常少，发生率非常低，即使有也是轻微的、可以完全恢复的不良反应，对患者的生活、视觉质量无影响，家长不必对儿童"散瞳验光"感到畏惧。本文只是从科研的角度，引用一些文献研究的结果。

在全身不良反应中，托吡卡胺组的最少，仅仅出现 4 例，症状比较轻微；阿托品组全身不良反应例数最多，主要表现为灼热感、面部潮红、口干、头晕、恶心、皮疹、心悸等，未见过量中毒及过敏性休克等严重不良反应；环喷托酯组不良反应较阿托品组轻微。虽未见环喷托酯药品说明书上关于患儿中枢神经系统紊乱的不良反应，但在临床应用应引起注意。

在眼部不良反应中，所有的患儿均出现因瞳孔散大而视物模糊及畏光；托吡卡胺组和环喷托酯组均在 24 小时后复查时瞳孔恢复后消失；而阿托品组在 3 周后复查时瞳孔恢复后消失。

四、用药原则和使用推荐

托吡卡胺，适用于 8 岁以上单纯近视，无特殊情况的儿童。

环喷托酯是一种安全有效的睫状肌麻痹药，其睫状肌麻痹作用起效快，麻痹效果与阿托品接近，作用持续时间不超过 48 小时，可替代阿托品或托吡卡胺对 6～12 岁一般屈光不正非斜视儿童进行验光，建议取代托吡卡胺。

对低龄儿童、伴有中高度远视、因调节引起斜视、弱视及其他眼疾的屈光不正儿童还是用阿托品进行验光。

小　　结

为方便阅读和记忆，把上述重点信息整理汇总（表 4-5-1）：

表 4-5-1　三种常用睫状肌麻痹剂比较

	托吡卡胺	环喷托酯	阿托品
"散瞳验光"方式	快速散瞳验光	快速散瞳验光	慢速散瞳验光
典型药物	0.5%、1% 托吡卡胺，	1% 盐酸环喷托酯	1% 阿托品眼用凝胶，

	托吡卡胺	环喷托酯	阿托品
用药方法	5分钟1次,每次1滴,共4次,末次滴眼30分钟后检查	①先点一滴表面麻药;②间隔5分钟,点2次1%环喷托酯滴眼液;③30分钟后,可以做睫状肌麻痹验光检查。如瞳孔小于6.0mm,则可再点一次	每日3次,连用3天共9次后检查
起效时间	第一次滴药后45分钟	第一次滴药后20分钟	60~180分钟
检查(检影)时机	第一次滴药后的第25分钟到第85分钟	第一次滴药后的第45分钟到第75分钟	点药3天后
睫状肌麻痹恢复时间(复光检查时机)	第一次滴药后8小时	第一次滴药后24/48小时(不同文献研究结果不同)	2~3周
睫状肌麻痹效果	相对弱	相对强	最强
开始散瞳	—	10分钟	30~40分钟
瞳孔最大	30分钟	60分钟	—
瞳孔开始恢复	90分钟	2小时	
瞳孔完全恢复	24小时	24/48小时(不同文献研究结果不同)	7~10天后
全身不良反应	轻微	较阿托品程度轻	灼热感、面部潮红、口干、头晕、恶心、皮疹、心悸等
眼部不良反应	轻微	较阿托品程度轻	刺激性、结膜充血、分泌物增多、过敏性结膜炎
用药原则	8岁以上单纯近视,无特殊情况的儿童;建议用环喷托酯取代	可替代阿托品对6~12岁一般屈光不正非斜视儿童验光;可作为儿童常规睫状肌麻痹剂	低龄远视、高度远视、内斜、弱视儿童验光

注意,本文中提到的用于睫状肌麻痹的阿托品滴眼液是1%浓度,是为了做视网膜检影用,是短期使用的;而前文提到的用于儿童近视防控的阿托品滴眼液是0.01%浓度,是长期使用的。

第六节　近视治疗乱象之我见

中央电视台某栏目也曾报道过青少年视力矫正市场乱象,提到的近视治疗的方法五花八门,梅花针、耳豆、艾草灸眼仪、针灸、按摩、训练仪器、特效眼镜、中药药敷、走鹅卵石路……专家表示都不能消除或减少近视度数。我们可以从以下几方面来解释近视不可治愈的原因。

一、近视本质是眼球这个"相机"的"镜头"不对焦

近视,本质上就是眼球这个"相机"的"镜头"不对焦了。眼球这个"相机"的屈光状态是由角膜曲率(角膜的弯曲度)、眼轴(眼球长度)、晶状体(相当于相机的变焦镜头)屈光力决定。其中任何一项的变化都会造成屈光不正(图4-6-1)。角膜曲率、眼轴、晶状体屈光力对屈光状态的影响如图4-6-2~图4-6-4所示。

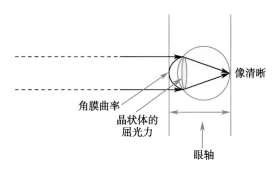

图4-6-1　眼的屈光状态由角膜曲率、眼轴、晶状体屈光力决定

眼轴增长使眼球屈光状态向近视化漂移(正常情况下,眼轴不会缩短);角膜曲率平坦化使眼球屈光状态向远视化漂移、角膜曲率陡峭化使眼球屈光状态向近视化漂移;晶状体屈光力减少使眼球屈光状态向远视化漂移、晶状体屈光力增加使眼球屈光状态向近视化漂移。人眼屈光状态是由这三者的不同组合变化来决定的。其中,眼轴是决定屈光状态的主要因素。

二、眼轴、角膜曲率、晶状体不改变近视状态就不会变

所以正常情况下,只要眼球的生物学形态参数(眼轴、角膜曲率、晶状体)不变化,近视状态就不会变化。只有眼球生物学形态发生变化时,近视状态才会变化。眼球的生物学形态参数变化的情况包括但不限于:

1. 做屈光手术时,把角膜曲率变平坦了,所以近视度数就减少了。

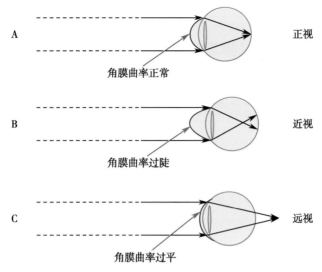

图 4-6-2　眼轴和晶状体屈光力不变时,角膜曲率对屈光状态的影响
A.正视眼看远时,焦点正好在视网膜上成像;B.角膜曲率过陡时,眼球对光的曲折能力过强,焦点落在视网膜前形成近视;C.角膜曲率过平时,眼球对光的曲折能力过弱,焦点落在视网膜后形成远视

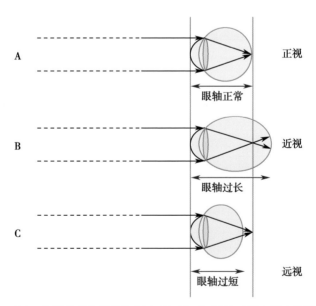

图 4-6-3　角膜曲率和晶状体屈光力不变时,眼轴对屈光状态的影响
A.正视眼看远时,焦点正好在视网膜上成像;B.眼轴过长时,焦点落在视网膜前形成近视;C.眼轴过短时,焦点落在视网膜后形成远视

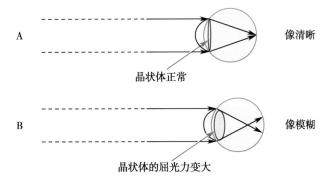

图 4-6-4　角膜曲率和眼轴不变时，晶状体屈光力对屈光状态的影响
A．正视眼看远时，晶状体处于放松状态，焦点正好在视网膜上成像；
B．晶状体屈光力变大时（如调节痉挛或球形晶状体），眼球总屈光力
变大，焦点落在视网膜前形成近视

2．做有晶状体眼人工晶状体植入术（ICL）时，植入了人工晶状体，相当于在眼球内多增加了一个人工晶状体原件，所以近视状态改变了。

3．儿童眼轴发育变长，远视度数减少或近视度数增加了。

4．一些视网膜玻璃体手术后，玻璃体腔填充了与玻璃体密度、折射率不同的硅油，近视度数减少了。

5．老年性白内障手术后安装人工晶状体，改变了晶状体的屈光参数，近视状态会变化。

6．一些角膜的疾病（如圆锥角膜）或手术、外伤，改变了角膜的形态，近视状态会变化。

7．一些晶状体疾病（如晶状体半脱位），改变了晶状体的屈光参数，近视状态会变化。

所以，只有角膜、晶状体、玻璃体、眼轴发生变化时，近视状态才会变化。

再来看一下前述中央电视台调查中提到的各种治疗近视的方法，梅花针、耳豆、艾草灸眼仪、针灸、按摩、训练仪器、特效眼镜、中药药敷、走鹅卵石路……没有任何一种可以让角膜曲率变平坦，没有任何一种可以让眼轴缩短，所以也不能减少近视。

这意味着，一旦近视，就无法治愈！

三、近视可控制但不可治愈

虽说一旦近视，就无法治愈。但近视的发展速度、进展程度是可以通过科学的手段控制的。2016 年的一篇文献综述（*Global trends in myopia management attitudes and strategies in clinical practice*），分析对比了户外活动、阿托品（药

物)、低矫正眼镜、双焦点眼镜、渐变镜、控制周边远视性离焦镜、多焦软镜、多焦 RGP、角膜塑形镜等多种近视控制手段的效率(图 4-6-5)。

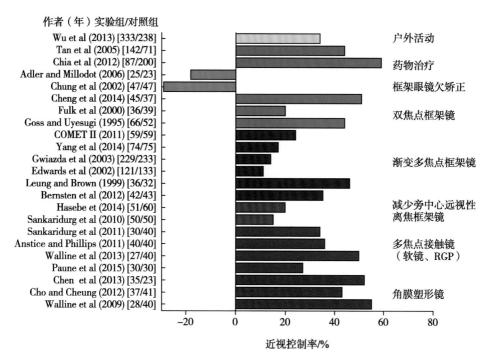

图 4-6-5　2016 年全球临床近视控制手段的控制效率比较

　　如图 4-6-5 所示的横坐标,表示的是近视控制率 %,越向右,近视控制效果越好。其中,低矫框架镜反而是促进近视的(近视控制率是负值)。而阿托品(药物)、角膜塑形能获得研究结果一致的较好的(50%～60%)近视控制效果。

小　　结

　　1. 近视可控不可治。

　　2. 目前没有任何非手术方法可以减少近视度数,更没有治愈近视的方法。

　　3. 近视重在预防,而已经近视的儿童则可以根据检查的结果选择合适的近视控制手段或方法屈光矫正。

　　一句话总结:凡是宣称可以治愈近视或减少儿童近视度数的方法都不可靠!

第七节　为什么别人家的孩子做按摩近视下降了 300度

很多朋友提到,的确周围有朋友的孩子去做各类近视治疗后减少了近视度数,这又是怎么回事?

一、验光就像量身高

眼球的屈光状态是由角膜的弯曲度(角膜曲率)、眼球长度(眼轴)和晶状体的屈光度共同决定的。3岁以后角膜曲率发育基本稳定不再变化,所以对于3岁后的儿童,我们基本不考虑角膜曲率这个因素。眼轴从3~14岁仅仅增长1mm,到14岁时可达到成人水平,到青春期眼轴基本不再增长。

晶状体是一个可以改变自身屈光度的调节器官,也就是说晶状体是一个变量,这个变量变化时也导致眼球的近视状态发生变化。这就很像测量身高的过程。眼轴就是身高,晶状体的调节力就像是量身高时穿上了不同鞋跟高度的高跟鞋,测量出来的"身高"越高等同于近视越高。

人眼晶状体的调节能力与年龄成反比,可以通过公式:最小调节幅度=15-年龄×0.25来计算其调节力。所以儿童的调节能力很强。比如一个8岁的儿童,至少有15-8×0.25=13D的调节。这就像这孩子有13双鞋子,鞋跟高度从1~13cm,测量身高时,他可以穿任意一双鞋子去量身高。如果不控制调节,身高的测量结果就很不稳定,所以我们要求脱鞋量身高。

我们对于验光的定义是要求调节静止,也即是要求晶状体不变化,其屈光力最小的情况。这就是我们说的,儿童验光要在调节静止或不调节的情况下进行,这就等于要求脱鞋量身高。然而如果不用睫状肌麻痹(即散瞳验光)要让儿童在验光的过程中保持调节静止是比较困难的。就像实际上孩子是穿着一双高跟鞋在量身高,检查出来的近视度数会比真实的水平高。

当角膜曲率稳定,而又能控制晶状体保持调节放松时,影响近视的因素就只剩下眼轴了,这就是为什么临床研究认为眼轴是影响近视进展的最重要因素。理解了这个道理,就可以回答以下问题。

二、假性近视是什么

儿童调节力强,当用眼不当,比如持续高强度近距离用眼时,会产生调节痉挛,晶状体无法自然放松,这就像穿了8cm(调节痉挛8D)的高跟鞋无法自己主动脱下来了,这时去量身高的结果是包含"鞋跟高度"的,表现为近视度数过高。

怎么才能把"高跟鞋"脱下来呢？有以下两个方法。

方法一：雾视和调节训练

雾视是指在验光的过程中，患者戴低矫正近视的度数（或正镜）时，鼓励看更小的视标。因为只有放松调节，焦点才能向后方移动到视网膜上以看清楚视标。雾视的效果依赖于验光师的经验和沟通技巧。而且对于一些严重的调节痉挛，仅仅靠短时的雾视还无法去除调节痉挛（如同无法脱掉高跟鞋）。

如果验光师没做好验光操作，或者未做调节功能的检查和分析，很容易把这个"穿着高跟鞋"的状态当做是"脱鞋量身高"的状态，也就是把假性近视当真性近视处理了。如果这时去配了眼镜，就像默认以后都是要穿着"高跟鞋"（使用调节）的，那这"高跟鞋"就更"脱不下来"了，久而久之，假性近视就变真性近视了。

调节训练，尤其是放松调节的训练，包括正镜片排序、反转拍等，是通过循序渐进的多次、有计划的调节训练（物理训练）来放松调节，这相当于把验光过程中的短时雾视变为长期的训练过程。这样的过程更容易"把高跟鞋脱下来"。

方法二：睫状肌麻痹（药物）

散瞳验光（睫状肌麻痹）就是用药物的方法暂时去除了晶状体的调节力，等于暂时性地把儿童的这些"高跟鞋"没收了。然而，不同睫状肌麻痹剂的作用不同，残余调节不同，验光结果会不同。

也就是说，不同的睫状肌麻痹剂消除调节的能力是不同的，医学上可以用残余调节来表达，即，使用了睫状肌麻痹剂以后还剩下的可以使用的调节。这就像睫状肌麻痹剂"没收"高跟鞋的能力不同，有的可以把所有鞋子都没收，让孩子"光脚量身高"；有些则会留下些"平跟鞋"。

（1）1% 阿托品的睫状肌麻痹作用最强，可以认为"把所有鞋子都没收了"。

（2）1% 环喷托酯的睫状肌麻痹作用次之，但也接近 1% 阿托品的效果，是最推荐的儿童睫状肌麻痹验光的方式。

（3）0.5%/1% 的托吡卡胺调节麻痹作用比较弱，"会留下不少鞋子"，所以不推荐作为儿童睫状肌麻痹验光的首选药物。有研究表明，托吡卡胺调节麻痹后还有 3D 的残余调节（还留下"一双 3cm 的高跟鞋"），即，验光结果可能还有 300度的假性近视成分。

三、中药、穴位按摩理疗是否真的有效

有人可能会听说，某某小时候检查发现近视，但吃中药后就治好了。如同笔者在上一个题目中提到的：

检查时是假性近视（如同"高跟鞋没有脱下"来），吃中药（其实和近视无关，也许是用眼条件和习惯改善了）后，"高跟鞋脱下来了"，假性近视消除了。

有人说遇到过这样的情况，两个月前去做了穴位按摩理疗，近视真的从 600 度下降到了 300 度。可以理解为当时验光没验好，把 300 度验成 600 度了，穴位按摩理疗后，"高跟鞋脱了"，近视回到了 300 度。

同样的，梅花针、耳豆、艾草灸眼仪、针灸、按摩、中药药敷、走鹅卵石路等，都可能是这样的原因。并不是这些治疗本身减少了近视，而是本来就没有近视。

假性近视只要去除病因，一定时间后会恢复为正视状态！

四、可以自主控制近视度数的儿童

有报道说，有一个儿童可以自动控制自己的近视度数，可以验光是 200 度，也可以控制了验光是 800 度，非常神奇。

其实这并不神奇，就是这个孩子的调节力强，他有一系列的"高跟鞋"，可以"穿 2cm 的高跟鞋"，验光 200 度，也可以自己选择"穿 8cm 的高跟鞋"，验光 800 度。如果给他做充分的睫状肌麻痹验光，"把高跟鞋都收走了"，他就没法随意控制自己的近视度数了。

小　　结

（1）真性近视没有"减少度数的治疗手段"。

（2）晶状体的调节力对儿童验光结果影响很大，验光是要控制好调节，保持调节静止的状态验光。必要时需要使用睫状肌麻痹验光。

（3）正确的验光很重要，否则就会出现（在"不存在的近视"上）获得良好近视治疗效果的现象。

（4）找正规机构做验光检查。

（5）建立屈光发育档案是最好的检查，通过对比眼轴、角膜曲率和验光的检查数据可以大概排除上述"假性近视"的情况。

第八节　"视觉训练"——我的理解

有读者提问："裸眼视力和屈光度不是一比一的关系,裸眼视力提升了屈光度不会改变,你裸眼能看清东西了为什么非要纠结屈光度的度数,我就是做视力矫正的理疗师,这种情况就有很多,6 到 18 岁的孩子正在发育期是可以做到防控和干预的。"是这样的吗?

的确目前有不少给儿童做视力训练的视力保健机构,今天我们就来说说,对于不改变屈光度,但是能提高裸眼视力的"视觉训练"。

一、"视觉训练"与"视知觉训练"

我们平时所提到的"视觉训练",多是指视功能训练。视功能训练是指对眼外肌运动,大脑融像的训练;训练内容包括调节 / 放松、集合 / 发散、追踪、扫视及立体视等的训练。训练的目的是为了改善双眼视功能,提高大脑的融像能力,改善调节功能,处理视疲劳,提高阅读效率等。视功能训练要求在屈光矫正的基础上进行,不提高裸眼视力。

而比较吸引大众眼球的是能提高裸眼视力的训练,这种训练侧重于大脑皮质的认知,可称为"视知觉训练"。与视功能训练不同,视知觉训练不做或较少做眼球运动与调节,只是静静地看就可以。而且不可做屈光全矫正,否则就没有效果了。

二、为什么裸眼视力是能够被训练提高的

1. 焦深

焦深,是指在保持影像较为清晰的前提下,焦点(或焦平面)沿着镜头光轴所允许移动的距离。如图 4-8-1 所示,对于一个屈光系统,物像焦点并非一定要落在像平面上才是清晰的,而是**只要落在一定范围内(图中的灰色区域),都是清晰的**。即屈光系统使物像成像于 A 与 C 点间都可以获得"清晰像",这个范围就叫做焦深。

从光学的角度讲,焦深与光圈和拍摄距离(摄距)有关,喜欢摄影的朋友就很清楚这个道理了:

拍摄距离与焦深的关系:摄距近,焦深大;摄距远,焦深小。(原因:物距减小,像距增大,远、近模糊圈之间的距离增大,焦深增大。)——所以,看近焦深大,看远时焦深少。光圈(瞳孔)与焦深的关系:光圈(瞳孔)小,焦深大——看近时瞳孔缩小,焦深也变大,调节滞后增加;光圈(瞳孔)大,焦深小——看远时瞳孔扩大,焦深也变小了。

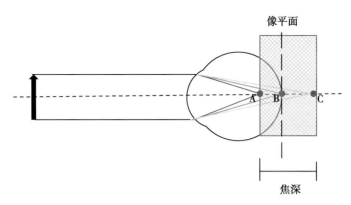

图 4-8-1 眼屈光系统中的焦深

2. 大脑对清晰和模糊的认知

人眼是生物活体,大脑才是决定我们看到什么的主宰,而不同大脑对"清晰度"的标准是不同的,对"模糊"的容忍程度也是不同的。有的人对于模糊的耐受度高,如图 4-8-2 所示:d 线至 g 线之间的区域大脑都认为是清晰的;有的人对于模糊的耐受度低,仅 e 线至 f 线之间的区域大脑才认为清晰。不同个体在看远看近不同距离下,不同的瞳孔小,不同的脑视觉认知下,清晰度是不同的。

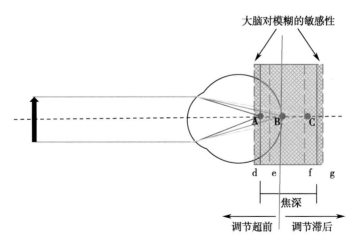

图 4-8-2 模糊适应与焦深

三、视知觉训练是改变大脑的认知力

大脑对模糊的认知有相当大的可塑性,脑神经元之间连接(突触)是可以加强或减弱的。就像一个盲人,失去视觉后,他的听觉会更加敏感,他的"听觉认知"会大幅度提高。这也是视力可以训练的神经学基础:通过视知觉训练,大脑对于视力（模糊度）的认知可以被改变，大脑对模糊的容忍度可以通过训练扩大。大脑对模糊的容忍度扩大，意味着原来大脑认为不清楚的视标，变得清楚了。如图 4-8-2 所示，**视知觉训练就是大脑对模糊的敏感性扩大到 d 线至 g 线**。

举例：

一个长期生活在农村的老奶奶，裸眼视力 0.3，验光发现是 −4.00D 的近视眼，她不识字，不需要阅读，日常生活主要是在一个小屋子做饭（屋子里最远的视物距离在 3m 内），偶尔听听收音机。但是对于她来说，她认为她的视力"非常好，看东西非常清楚"。在她的脑认知中，能看 0.3 的视标就等同于"看得清晰"。

而对于一个射击运动员来说，裸眼视力 1.0，验光 0.75DC×180，因为他需要"射击"，对于他来说，即使能看到 1.0 的视标，看东西还是模糊的，在他的脑认知中，看到 1.5 的视标才算是"看得清晰"。

再举一个例子：

当你在四线城市有 100 万元资产时（比作近视 −3.00D，裸眼视力 0.3），你觉得自己还算富有；但当你到了一线城市时，你发现有很多资产过千万的人（比作正视眼，裸眼视力 1.0），发现自己还并不富有（0.3 的裸眼视力在你的视觉认知中由清晰变为了"模糊"），这时，你的资产没有变，还是 100 万元（还是近视 −3.00D，裸眼视力 0.3），但你的"大脑对清晰和模糊的认知"就被"训练"改变了。

小　结

（1）视功能训练是为了改善调节功能，处理视疲劳，提高阅读效率，视知觉训练是为了提高裸视视力，二者的目的、手段和临床意义完全不同。

（2）视知觉训练的是脑认知，不是眼睛。而脑认识脑科学太复杂，今天的科学对其认识还非常浅薄，我们还缺少一个脑科学的牛顿。

（3）视知觉训练能提高裸视，但不能改变屈光度。

（4）视知觉训练能提高裸视时只能在"模糊"的情况下提高，一旦视物清晰（屈光矫正）时就没有作用了。

（5）视知觉训练提高裸视维持的时间是有限的。

（6）视知觉训练提高裸视的程度是有限的。

（7）视知觉训练不能控制儿童近视进展。经过视知觉训练，在模糊适应的作用下，裸眼视力可以维持甚至有所提升，但屈光度数很可能继续潜在增加，直到增加的屈光度数无法被模糊适应掩盖，情况就会急转直下，裸眼视力会急剧下降。

我们的观点

视知觉训练提高裸眼视力，是一种变相地"自我安慰"的行为。没有儿童近视防控作用，还会因为训练维持或提高裸眼视力，掩盖了近视加深的情况，而患者和家长却不得而知，从这个角度来看，有害无益。

目前我国高度重视儿童近视问题，由政府牵头各地都在大力做近视筛查。这些做了视力训练也提高了裸眼视力的孩子，有可能会因为裸眼视力看似正常，而不被近视筛查出来而被认为正常，导致近视的儿童就被"漏筛"了。如果这一些做过"视力训练"的儿童很多，还会造成总体的近视患病率下降的假象，给政府的近视筛查数据中增加了假阴性结果，增加了准确统计的难度。

第九节　像差矫正自适应光学框架眼镜离临床应用还有多远

最近门诊有一位圆锥角膜患者询问，因为患圆锥角膜，已经做过了角膜交联手术，但视觉质量仍然很差，平时得戴 RGP 才能矫正。觉得戴 RGP 不舒适，想询问有无框架镜可以实现和 RGP 一样的效果？他查阅了很多的资料，并依次提出下述 3 个问题：

问题一：听说某公司有一种技术，可以通过波前像检查，制作一副能矫正因为不规则角膜造成的高阶像差的"消像差框架眼镜"，这样就能良好矫正不规则角膜散光了，是否可行？

该网站介绍，使用一种检查设备，可以同时检查患者的波前像差、角膜地形图、角膜曲率和电脑验光结果。根据这些检查结果，按照该公司的创新的专利算法，可以给出一个精确到 1 度的镜片来减少眼球像差，提高视力。

然而网站中并未提及该技术可以矫正不规则散光。而且圆锥角膜患者的不规则散光很复杂，且不论眼球的转动，即使只在一个注视方向，要想通过框架眼镜来矫正不规则散光，几乎不可能。所以我给患者的回答是，这个技术不适合你。

至于精确到 1 度的镜片？我们认为没有意义，现在的生产技术无法做到 1 度（即 0.01D）的精确度。即使能做到，眼睛瞬目、微调节、调节微波动、泪液破裂等很多因素都可能会造成眼球屈光度的变化，而且这些变化会远远大于 1 度……所以精确到 1 度的镜片是没有意义的。

患者马上问出**第二个问题**：

我还搜索到美国某公司的一种技术。该公司使用了一种新的方法能矫正不规则角膜，采用波前像差仪来检测后得出一个详细的波前像差立体图像，再用一种经过订制的、可以在夜间驾驶时减少眩光的镜片，将含有眼球波前像差数据的聚合体夹入前后两片空白镜片之间，压制成一个多层透镜。但这种镜片要求高度精确的配装，镜片的光学中心要与视轴精确地对准，镜片与角膜表面的距离（镜眼距离）还要缩至最小才行。这能否解决不规则散光的问题呢？

不规则角膜造成光线通过眼球的屈光系统时杂乱无章，无法聚焦。假设有一种框架眼镜能根据每一个不规则的角膜区域做出刚好能矫正的该区域的"消除像差"透镜，这种透镜也是不规则的，先不论能否生产制造这种特殊的镜片，即使能实现生产，也只能在某一个特定的注视方向起作用。因为框架镜不能随眼球的转动而转动，一旦眼球转动后，这些消除像差的镜片区域与转动后的眼球完全无法对应了，视力会急剧下降的，而患者不可能保持眼球不转动的。

　　而戴 RGP 不存在这个问题，硬性材质的 RGP 能在不规则的角膜表面形成一个新的光滑规则的屈光面，起到了重建角膜屈光面的作用；接触镜的特性是会跟随眼球转动而转动，所以能很好地处理不规则角膜的屈光矫正问题（图 4-9-1）。

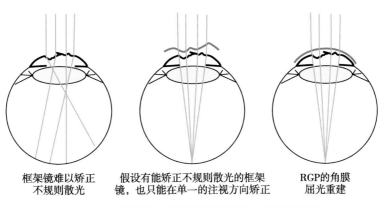

框架镜难以矫正　　假设有能矫正不规则散光的框架　　RGP的角膜
不规则散光　　　　镜，也只能在单一的注视方向矫正　　屈光重建

图 4-9-1　框架镜无法矫正不规则散光，而 RGP 可以

　　接着，患者问出了**第三个问题**：

　　现在有一种"自适应光学技术"可以根据眼球向任何一个方向运动时的轨迹，找出其运动规律，并计算出眼球运动到某一个方向时，像差即将发生的变化（光路追踪技术）。是否可以说是按每一个可能的注视方向做好与该方向匹配的、能矫正像差的光度，这样就解决问题了？

　　这也不行。当眼球注视方向变化时，会形成新的"波前像差矫正镜片"而这个镜片是与别的注视方向完全不同的。除非未来可以生产出一种可随注视方向，实时计算其像差，实时变形为匹配镜片的"变形镜"。但我想这种技术在可预见的未来还实现不了。

小　　结

　　我认为用期望用框架镜矫正高阶像差在未来非常长的一段时间内还难以实现。因为戴镜后不止眼睛在不同的注视方向像差有变化，看不同的距离，晶状体会产生调节，眼球总的屈光度数也会发生变化，瞳孔也会变化（看远时瞳孔大，而看近时瞳孔变小）。甚至泪膜的变化也会对像差有影响……

　　所以，期望用框架镜解决高阶像差，改善不规则角膜的视觉质量，哪怕有自适应光学技术也难以实现。

　　遗憾的是，目前硬性接触镜，包括 RGP 和巩膜镜还是矫正不规则散光的最佳方案，框架眼镜暂时无法解决上述问题。

　　最后，我们非常佩服这一位患者，也能感同身受身为患者视觉质量不好对日常生活的影响。能自行搜索、查阅科技期刊论文，也有患者用专业网站搜索（比如：万方数据库、PubMed、维基百科等），更能提出很专业的问题，有些问题还是很前沿的。有的患者还能阅读专业化程度非常高的 SCI 论文，有的还了解到很多国外开展而国内没有批准的医疗技术。由此可见，医生也要与时俱进，如果不及时更新知识，无法回答患者的问题。所以，信息化时代，医学的信息不对称也逐渐缩小了，患者也促进医生的进步。

第十节　小孔眼镜是否能控制儿童近视进展

有人询问，小孔眼镜是否能控制儿童近视进展？

很多人随便在网上一搜索，确实有很多小孔眼镜售卖，也确实有儿童在使用。

现有两种小孔眼镜在售卖，一种是如图 4-10-1 所示中的式样，镜片上布满小孔，且称为Ⅰ型；一种是如图 4-10-2 所示中的式样，镜片上有少量的小孔，且称为Ⅱ型。

家长反映，儿童戴小孔眼镜确实能提高视力。

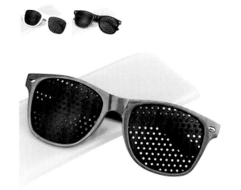

图 4-10-1　镜片上布满小孔，且称为Ⅰ型

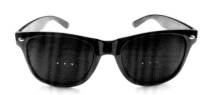

图 4-10-2　镜片上有少量的小孔，且称为Ⅱ型

一、小孔眼镜改变焦深

焦深，指在保持影像较为清晰的前提下，焦点（或焦平面）沿着镜头光轴所允许移动的距离。如图 4-10-3 所示，对于一个屈光系统，物像焦点并非一定要落在像平面上才是清晰的，而是只要落在一定范围内（图中的灰色区域），都是清晰的。即：屈光系统使物像成像于 A 与 C 点间都可以获得"清晰像"，这个范围就叫做焦深。而孔径越小，焦深越大。戴小孔眼镜相当于减小了孔径，扩大了 AC 间的距离（焦深），眼睛会感到物像清晰一些。近视、远视、散光等屈光不正的患者会感觉视力得到了改善。

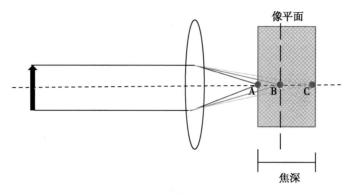

图 4-10-3 焦深示意图

临床上用这个原理通过检查小孔视力初步判断裸眼视力不良是否是屈光不正造成的。比如：戴小孔眼镜时，如果裸眼视力能提高，说明可能是屈光不正，屈光矫正可以提高视力；如果裸眼视力不能提高，说明可能有器质性的问题，需要进一步眼科检查。

二、戴小孔眼镜不能控制近视进展

戴小孔眼镜并不能改变晶状体的形状，也不会改变眼轴的长度，屈光度不会发生变化，也无法控制近视进展。

1993 年，美国联邦贸易委员会（Federal Trade Commission，美国政府机构，其部分职能是保护消费者权益）针对数家生产和销售小孔眼镜的公司发出禁令，由于没有任何证据表明小孔眼镜可以控制近视和治疗作用，禁止其再以"改善视力，治疗近视、远视等眼疾"为卖点进行虚假宣传。

三、戴小孔眼镜有安全风险

由于小孔眼镜降低了视野的亮度，减小了视角，造成很多盲区，因此戴小孔眼镜还会带来一定的安全风险。

四、戴小孔眼镜还可能促进近视进展

形觉剥夺是促进近视的重要因素。在对小鸡做的动物实验中（Smith，2009），如果只对鼻侧视野遮盖时，颞侧视网膜的眼轴增长。说明视觉信号对屈光状态的影响是局部的，也只影响其相邻的巩膜（图 4-10-4）。而戴小孔眼镜时，对周边视野会产生严重的形觉剥夺，可能反而会促进近视进展。

如果使用的是"Ⅱ型小孔眼镜"，周边的形觉剥夺更多，可能促进近视进展更快。

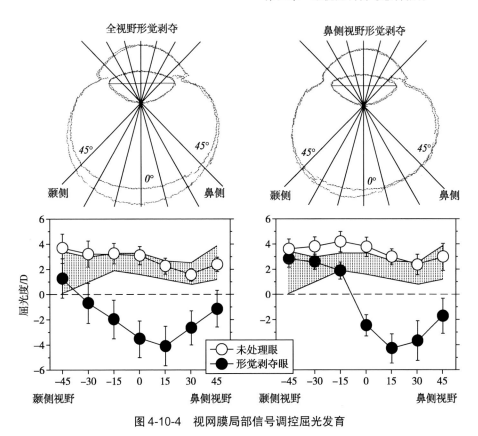

图 4-10-4　视网膜局部信号调控屈光发育

小　结

（1）对于屈光不正眼，小孔眼镜通过减少孔径，增加焦深，提高裸眼视力。

（2）临床上小孔眼镜用于初步判断视力不良是否由屈光不正因素造成。

（3）小孔眼镜不但不能预防或控制近视，反而可能促进近视进展。

所以，不要自行购买配戴小孔眼镜！

第十一节　拿到近视筛查通知书说孩子近视了，怎么办

有家长询问：现在各类相关机构带着视力表灯箱等设备按国家要求在学校做筛查，我拿到了学校的通知书，说孩子近视了。很着急，怎么办？

为贯彻落实习近平总书记关于学生近视问题的重要指示批示精神，切实加强新时代儿童青少年近视防控工作，2018 年 8 月 30 日，教育部会同国家卫生健康委员会等八部门（教育部、国家卫生健康委员会、国家体育总局、财政部、人力资源和社会保障部、国家市场监督管理总局、国家新闻出版署、国家广播电视总局）制定《综合防控儿童青少年近视实施方案》，经国务院同意印发了。之后，2018 年 10 月 25 日，国家卫生健康委办公厅、教育部办公厅、财政部办公厅又发布了《关于开展 2018 年儿童青少年近视调查工作的通知》及附件：《儿童青少年近视筛查规范》。

仔细阅读国家发布的《关于开展 2018 年儿童青少年近视调查工作的通知》及附件：《儿童青少年近视筛查规范》（以下简称《规范》），我们发现《规范》中对具体的操作标准和筛查标准，体现的更多的是"筛查近视"而不是"确诊近视"。

按《规范》中第九条：近视筛查标准中的描述是："**裸眼视力<5.0 且非睫状肌麻痹下电脑验光等效球镜度数<−0.50D**。"

该标准的特点是：①不做睫状肌麻痹验光；②要同时达到视力小于 5.0（或 1.0）和电脑验光等效球镜度<−0.50D（比如等效球镜度 75 度近视就算近视，50 度及以下就不计算）。

也就是说，筛查出来的结果只能说明"可能是近视"，不是"确诊近视"。以下分析一些常见筛查中可能出现的假阳性（不是近视，但被筛查出近视了）和假阴性（是近视，但被漏筛了）的情况。

一、儿童正常视力下限和年龄相关

人眼的视力发育是有一个过程的，随年龄增加视力逐步发育提高。按最新的儿童弱视临床诊疗指南，儿童正常视力下限是：3 岁 0.4，4 岁 0.5，5 岁 0.6，所以如果按《规范》中的标准给学龄前儿童（6 岁以下）做检查就会出现可能是正常的眼却被筛查出近视的情况。比如：非睫状肌麻痹下电脑验光 −1.00D（因为没有做睫状肌麻痹，有调节参与，电脑验光可能会出现近视化漂移），而视力 0.6（可能其正常视力就是 0.6）。即，正常眼，也是不用配镜的眼被近视筛查出来了。

二、斜轴散光、逆规散光的影响

斜轴散光、逆规散光会对视力的影响比较大，是需要矫正的，但如果只看等效球镜度可能达不到近视筛查的标准。比如一7岁儿童非睫状肌麻痹下电脑验光：-1.00DC×40（等效球镜度为 -1.00/2=-0.50D），裸眼视力 0.5。这样的情况，裸视视力差，等效球镜度 -0.50D，其实是需要配镜的，但却不会被筛查出来，家长可能会掉以轻心了。

三、"视力训练"对筛查结果的影响

由于视力是主观心理物理学的检查，通过训练是可以部分提高裸眼视力的，所以现在社会上有很多"视力训练"的机构，儿童可以通过视力训练提高裸眼视力，但是屈光度却不会改变。这样会影响近视筛查的结果。比如一个轻度近视的儿童，原来 -0.75D 近视，裸眼视力 0.5，通过一段时间的训练后，视力提高到 1.0，但屈光度还是 -0.75D。这样近视的儿童就被"漏筛"了。如果这一些做过"视力训练"的儿童很多，还会造成总体的近视患病率下降的假象。

四、远视性弱视不会被筛查出来

按《规范》的标准，远视性弱视的儿童是不会被筛查出来的。虽然这部分儿童比例不大（约2%～3%），但却是最需要关注重视和进一步检查的人群。

毕竟筛查不是确诊，所以当拿到近视筛查报告通知是"阳性"的结果时，家长要做的事情是：

（1）到专业的眼科机构检查确认是否"确诊近视"。具体可以通过屈光检查和视功能检查确认眼睛的屈光状态，必要时需要做睫状肌麻痹验光。

（2）视力差不一定就是近视，还有远视、散光、弱视，甚至眼部器质性病变等的可能，当发现筛查有问题后要及时检查及时处理。

（3）即使真的近视了，也不一定是需要配镜的。比如按中华医学会眼科学分会眼视光学组发布的儿童屈光矫正专家共识（2017），低龄儿童（3 岁以下）的近视，需要达到一定的近视量（300 度以上）后才建议配镜。

（4）建立儿童屈光发育档案，包括：睫状肌麻痹验光、角膜曲率、眼轴、眼压、眼位的检查。能对儿童近视确诊、是否需要配镜、如何配镜、配什么眼镜做进一步的准确判断。

小　　结

没有被筛查出近视的儿童，也是有可能是近视，或者是其他情况（远视）需要配镜的。

筛查有一定的假阳性率和假阴性率,筛查只是找到了"可疑近视"的人群,家长还需要带孩子进一步检查确诊。

"筛查"只是在某时间做的"横断面"调查,而屈光发育档案是对儿童屈光状态的长期追踪,所以建立屈光发育档案是最好的方法。

第十二节　为什么别人家的小孩近视可控，
　　　　　我的孩子就不行

"你们推荐验配可防控近视的眼镜（角膜塑形、多焦点软镜、减少旁中心离焦镜……）怎么戴了一点作用都没有，戴了以后孩子已经很注意用眼卫生了，近视还是加深得很快？"这一类家长的质疑是不是很耳熟？

最近有不少的朋友在询问：梅老师，临床上的确有一些儿童，家长很重视，孩子自己也注意用眼卫生，同时也用了各种近视防控手段，但是近视度数仍然"蹭、蹭、蹭"快速增加。我哪里做错了，能否帮分析一下？

一、近视防控需要多层次、全方位进行

虽然目前近视眼研究前沿中消除形觉剥夺（比如及时矫正散光，中高度远视）、避免中央远视性光学离焦（避免近视过矫正）、减少周边视网膜远视性离焦（角膜塑形、多焦点软镜、减少旁中心离焦镜）、户外活动、低浓度阿托品的近视控制等学说得到了学术界的普遍认可，也根据这些理论依据产生了各种近视防控手段。但归根结底，近视是多因素致病的结果，其发病机制非常复杂，除了"近视防控工具"外，还需要全社会参与，包括：政府的政策支持、教育部门减轻学生的作业负担、家长和儿童配合参与。

这就像我们小学的数学应用题：一个水池，一个进水口，几个出水口，一边进水，一边出水，只有进水的速度大于出水的速度，水池才能灌满水。近视防控出水口多，如果只顾了进水口（近视防控的光学工具），而忽略了堵住出水口（近距用眼环境压力、户外活动不足、基因），近视仍然可能继续进展。

二、群体与个体的近视防控

虽然临床研究认为一些近视防控工具和手段（角膜塑形、多焦点软镜、减少旁中心离焦镜、户外活动、阿托品……）是有效的，但我们得理解什么叫"有效"。医生们常说的"有效"是指对群体的统计结果：比如 100 人里有 82 个人通过这些方法近视得到了控制，这就叫"有效"，但是对于剩下的那 18 个近视控制效果不好的个体来说，就是 100% 的"无效"。

我们可以把防控近视手段的有效性看做是一种对群体而言的概率事件，但这些方法在个体确实是有差异的，原因如下：

（1）年龄：近视发生发展有敏感时期，敏感期近视会增加得很快。比如 9 岁和 16 岁的孩子比，9 岁的孩子处于近视发展敏感期，可能不管怎么做近视防控，

近视增加也会比 16 岁（近视发展已经趋于稳定）的不做防控还随意"毁眼"的孩子快。

（2）近视程度：一些近视防控手段对近视程度的控制效果不同。比如同样在做角膜塑形的两个孩子，一个 100 度近视，一个 400 度近视，同样条件下，400 度近视的这个孩子近视控制效果会更好。

（3）遗传背景：父母都是近视，尤其是高度近视的情况，孩子近视控制的效果可能就不好。

（4）缺少户外活动和近距工作压力、儿童的依从性：这就像水池的出水口太大，使用再好的近视防控方法（进水口）也无法避免水池的水位不断下降（近视增加）。

这就是为什么有的人会问：别人家的小孩近视可控，我孩子就不行——个体差异太大，随意与"别人家的孩子"比较没有科学性。

能比较的只能是：自己和自己比。但是同一个人只能有一个选择，你并不知道选择了某种近视防控手段比"假如"没选择有多少差异。

三、近视防控不宜用消费者心态来看待

外科学的大家裘法祖老先生说："医生治病，就是把病人一个一个的背过河，医生和病人都在水里。"这句话说得真的太贴切了。

人的生理结构实在太复杂，即使是现代医学手段这么发达，我们也不过是在医学知识的大海边捡到了几个贝壳而已。近视防控同样如此。所以一个需要做近视防控的孩子一旦交到眼视光医生手里，二者立即结成了利益共同体，你在水里，我也在水里，我们的目标都是跟这条"激流"（近视）搏斗，医生也是希望孩子的近视得到控制的。

因此不能认为医生与患者的关系是消费与服务关系，近视孩子的家长不能对"控制近视"有过高预期，认为使用了某种手段、方法以后，近视度数就一定能控制住或者不增长。

近视防控和看病一样不能用消费者的心态来看待，不同个体对治疗的敏感程度不同，因此不能认为用了医生推荐的手段就一定要得到某种确定的结果（近视度数不增加）。

第十三节　为什么建立屈光发育档案一定要强调散瞳验光

一、建立屈光发育档案的好处

屈光发育档案是指定期（每 3 个月到半年）对儿童做裸眼视力、戴镜矫正视力、睫状肌麻痹验光、眼轴、角膜曲率、眼压、身高等眼球和身体的发育的相关指标做检查并记录结果形成的连续性的档案记录。每次检查结果可与同龄儿童正常值对比，当相关的检查指标异常，向近视化发展时，能及时发出"预警"，以引起家长重视采取措施，避免或延后近视的发生；对已近视的儿童则采取措施减缓近视发展，避免发展为高度近视。

通过屈光发育档案：

（1）家长可以了解到儿童眼球屈光发育的现状和进程。

（2）能有效预警近视的发生发展。

（3）眼视光医生，可以依据屈光发育档案资料提出有意义的近视控制方法和手段。

（4）学校可以了解到学生们的整体近视患病率、发病率、近视进展率情况。

（5）医生和科研工作者可以研究近视发生发展的流行病学"大数据"。

所以，屈光发育档案是近视进展监测的有效工具，是预防近视的重要手段，现在全国很多机构都开始建立屈光发育档案了。

二、一定要做睫状肌麻痹验光（散瞳验光）吗

在开展屈光发育档案的过程中，很多检查机构发现很难和家长沟通散瞳验光，很多家长还认为使用睫状肌麻痹剂散瞳验光对孩子的眼睛有害。他们都在询问：一定要做睫状肌麻痹验光（散瞳验光）吗？能否不做散瞳验光，用小瞳主觉验光的结果，或者小瞳电脑验光的结果来替代呢？

三、几个概念

1. 基础调节张力（睫状肌张力）

生理性的调节，是睫状肌保持的基本张力，是正常的生理状态，个体差异大。

2. 调节

使用调节时，眼球的总体屈光力增加，屈光状态向负度数方向漂移，是远距主觉验光要控制的部分。理想的远距主觉验光要求没有调节参与。具体可参考本章第七节的内容。

3. 小瞳电脑验光

未使用睫状肌麻痹剂，自然状态下，可能有调节参与的情况下用电脑验光仪做的验光结果。如果调节控制不良的话，验光结果很容易向负度数（近视方向）偏移。即是：远视度数会比真实的变低，平光的变为近视，近视的度数会比真实的更高。一个正视眼的 6 岁儿童，电脑验光测量出 −7.00D 的近视，这种情况都很常见。年龄越小，这种情况越容易发生，所以对于调节强的儿童，小瞳电脑验光的结果不可靠。

4. 小瞳主觉验光

根据小瞳电脑验光的结果，按 MPMVA 原则做的验光。MPMVA 原则，即最正之最佳视力原则。最佳视力是指验光时要获得最好的视力，能矫正到 1.5 的视力，就到 1.5，而不是到 1.0。验光的目标是最佳视力，而不一定是 1.0。在获得最佳视力的基础上，选择最"正"的光度，即为 MPMVA。先讲"最佳视力"再讲"最正"。

小瞳主觉验光同样有可能调节控制不佳，验光结果向负度数（近视方向）偏移，所以儿童小瞳主觉验光可能会不稳定。

5. 散瞳验光

通过使用睫状肌麻痹剂，消除调节的影响，这种状态反映的是眼球真实的屈光度。因为用了药，通过药物作用打断了调节机制，验光结果重复性较高，即使用电脑验光也可快速（几秒内）获得相对准确、稳定的结果。很多 SCI 文章，都是采用充分睫状肌麻痹后直接做电脑验光作为研究数据分析的。

散瞳验光不是正常的视物状态，是无调节参与、无调节张力情况下的验光结果，是主观验光的基础。

注意使用散瞳验光时，睫状肌麻痹要充分。不同的睫状肌麻痹剂药效不同，睫状肌麻痹（调节麻痹）的程度不同，临床推荐使用用 1% 环喷托酯。环喷托酯是一种人工合成的强力抗胆碱药物，与托吡卡胺相似，属于短效睫状肌麻痹剂，但其睫状肌麻痹效果优于托吡卡胺。

睫状肌麻痹剂对调节麻痹充分，但也同时消除了基础调节张力。

6. 复光（睫状肌麻痹恢复后的小瞳主觉验光）

睫状肌麻痹药效消失后，在散瞳验光基础上再做一次小瞳主觉验光称为复光。人眼正常用眼状态是没有睫状肌麻痹效果的，所以需要在这种正常的情况下(小瞳)再做一次主觉验光,称为复光。复光的结果反映的是眼睛正常情况下的屈光状态。

小瞳主觉验光的眼视光学检查目标也是 MPMVA 原则。

生理性的调节张力恢复,复光结果包含了调节张力,会比散瞳验光的结果向负度数(近视方向)偏移。

以散瞳验光结果做参考,按 MPMVA 的流程验光,复光是要求在仅有基础调节张力情况下的屈光检查结果。

7. 配镜处方

依据个体的用眼需求、年龄、调节能力、集合能力、AC/A、隐斜、适应性等视功能检查结果等个性化特点给个体的验配眼镜的处方。因为个体的需求和眼视光学检查结果差异比较大,配镜处方的视力矫正目标不一定是最佳的,而是同时考虑了戴镜的舒适性和持久性的。

比如,一个 8 岁儿童:

(1) 小瞳电脑验光:-5.00DS(调节未控制,向负度数偏移)。

(2) 小瞳主觉验光:-3.00DS——1.2(调节控制不一定满意,验光结果相对近视偏移)。

(3) 散瞳验光:-2.50DS——1.0(调节完全消除,但因为瞳孔扩大,像差增加,矫正视力差一些)。

(4) 复光:-2.75DS——1.2(包含了恢复的生理性调节张力)。

(5) 配镜处方:-2.50DS(双眼视功能检查时发现内隐斜大,AC/A 大,所以负镜欠矫正些以减少看近时的调节刺激,减少调节性会聚,减少内隐斜)。

上述不同的验光概念归纳于表 4-13-1 和图 4-13-1。

表 4-13-1　不同验光概念比较

	小瞳电脑验光	小瞳主觉验光	散瞳验光	复光	配镜处方
是否使用睫状肌麻痹剂(散瞳药)	否	否	是	否	否
调节参与程度	多	可能多	不参与	少参与	视具体情况而论
基础调节张力	有	有	消除	有	有
视力矫正目标	无	最佳视力	最佳视力	最佳视力	综合考虑
是否考虑个性化因素	否	否	否	否	是

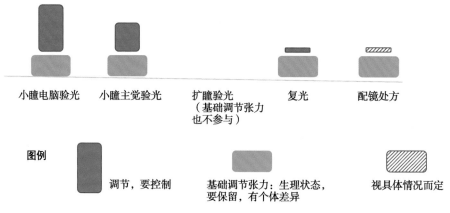

图 4-13-1　不同验光概念下的调节情况

四、用散瞳验光（睫状肌麻痹验光）是做屈光发育档案的标准

因为儿童调节力强，所以验光时需要在保留基础调节张力的情况下控制调节。对于"大规模、批量"来建档的近视防控机构，我们要了解的是儿童没有调节影响情况下的真实屈光度，所以散瞳验光是一个比较容易统一的指标，人主观因素影响最小，重复性最好。因此，用散瞳验光（睫状肌麻痹验光）是屈光发育档案的标准。

如果搞不清楚这些概念或者家长不接受散瞳验光，用小瞳主觉验光的结果或者小瞳电脑验光的结果来替代就可能会出现以下情况：

（1）家长把散瞳验光的结果当配镜处方用，到网上配镜，导致配镜不适，视力矫正不良或者反而促进近视进展。

（2）用小瞳主觉验光结果替代，每次验光的调节控制情况不同，验光结果波动。比如去年验光是 -2.50D，本次验光结果是 -3.00D，而如果做散瞳验光其实都是 -2.25D，近视没增长。

（3）本次小瞳主觉验光结果近视偏高（比如 -3.00DS），下次家长接受散瞳验光了，验光结果是 -2.50D，家长会质疑机构验光错误。

（4）反之，本次做了散瞳验光，-3.00D，下次来做的是小瞳验光 -4.50D，家长认为近视增加太快。

（5）在 A 机构小瞳主觉验光 -3.00D；在 B 机构散瞳验光 -2.75D；在 C 机构小瞳主觉验光 -3.5D……没有比较基准。

所以，如果家长不能接受散瞳验光的，就直接留空。否则验光的标准不统一，基线不一致，没有可比性，无法说明儿童屈光进展状态。

五、推荐建立屈光发育档案的标准

也提示我们,在进行屈光发育档案建立时,一定要有统一的标准,儿童在同一时间在任何机构做的检查结果都要基本一致。

推荐的标准是:

(1)都使用充分的睫状肌麻痹,都使用 1% 环喷托酯。

(2)都按散瞳验光(充分的睫状肌麻痹后)获得最佳视力的验光结果。

(3)一定要向家长说明,建立屈光发育档案时做的散瞳验光不是以配镜为目的,而是为了了解儿童的屈光变化,不可用该处方直接配镜。如果要配镜的,还需要做相应的视功能检查并结合用眼需求给配镜处方。配镜处方可能与散瞳验光的结果不同。

六、讨论:儿童验光要求都散瞳是否合理

1. 用视功能检查来判断是否需要散瞳,不要"一刀切"

有人说,儿童验光也不宜"一刀切",不宜要求都散瞳。做好充分雾视,结合视功能检查的结果也可以的。

的确,我们并不否认充分雾视和视功能检查的作用。我们也主张儿童配镜要结合 NRA、PRA 的检查,不一定要睫状肌麻痹验光。最好的方法,是先做"小瞳验光"和视功能检查,再根据检查结果判断是否需要进一步散瞳验光。比如:NRA 检查发现调节不能放松,则提示调节紧张,可考虑睫状肌麻痹验光。

但是本文说的是对于需要规模化、批量的儿童建档群体,想象一下如果一个验光师一天要为几十个患者验光,还要认真、耐心地做视功能检查,难保验光结果的准确性和一致性。考虑到各地参差不齐的验光水平,我们认为一刀切地以散瞳验光结果作为屈光发育档案的标准更优、更加可控。况且这里没有讨论配镜,仅是讲建立屈光发育档案的验光标准。

2. 用眼轴反映屈光发育状态

有人提出可以用眼轴指标来反映屈光发育的情况。的确,眼轴是衡量是否伴随眼底病风险的主要指标。在正视眼,眼轴也会自然增长,由角膜曲率平坦化(1 岁前)和晶状体曲率平坦化(晶状体屈光度降低,远视化)补偿眼轴增长带来的近视化。但是不同年龄儿童的眼轴增长速率不同,不能依靠眼轴和角膜曲率的检查结果就精确估算屈光度的变化。所以不是看到眼轴增长就认为是近视发展了。

此外,有极少部分儿童是曲率性近视,或因为伴随眼部疾患(如圆锥角膜、球形晶状体等),近视是由非眼轴的因素造成的,仅凭眼轴会遗漏这些情况。

3. 通过眼轴和角膜曲率测量的结果来推算屈光度

那通过眼轴和角膜曲率测量的结果来推算儿童的屈光度是否可行呢，这样就可以不用做散瞳验光了？

我们认为，从眼轴和角膜曲率计算的屈光度不够准确，也不如用屈光度直观，家长很难理解眼轴的变化与视觉发育的关系。如果仅是做科研，是可以仅用眼轴指标而剔除屈光度来衡量的。

4. 睫状肌麻痹剂有副作用

的确睫状肌麻痹剂有少量的副作用，同时也会带来短期的不便，如瞳孔扩大，畏光；看近困难（近视眼则因为远点在近处则不会出现看近困难）等，但总的来说是非常安全的，而且恢复也很快。我们认为如果能以短期的不便，换来统一的屈光检查基线标准，准确评价儿童屈光发育，这点"牺牲"还是可以接受的。

小　结

在儿童屈光发育档案的建档过程中，散瞳验光是为了获得统一的"基线"。

第十四节 近视是父母给的吗

很多近视的家长都很担忧：父母都是近视，以后孩子肯定也是近视，怎么办啊？近视都是父母给的吗？

一、决定近视的是基因吗

近视是多基因病，是指除了多个基因控制的遗传因素之外，还受环境等多种复杂因素的影响。从生物学的角度看，视近行为会使眼球向适应看近的近视眼发展，但这种生活模式造成的对人体基因的影响却是需要至少十万年级别的时间过程的。现代人的祖先智人大约在 6 万年前走出非洲开启了人类文明的进程，然而今天的人类基因和 6 万年前的智人并无太多差别。

虽然我们没有人类长期的近视患病率的数据，但是如图 4-14-1 所示：人类文明在过去一万多年中的经济表现中可以看出，文明、经济的爆发式增长，带来了生活模式、用眼模式的巨大改变。而近视在全球的患病率也是在 2000 年后剧烈增加的，可以说今天高发的近视，主要是环境因素的改变造成的。

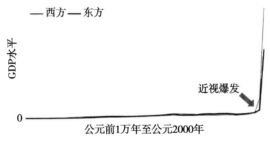

图 4-14-1 近视的发生发展与环境因素高度相关
BCE：公元前，CE：公元

从 20 世纪 80 年代我国进行中小学生体质检查的数据看，我国近视患病率在快速增长，有调查表明我国近 15 年来近视的年增长率超过 60%。我们认为环境因素是造成这一现象的主要原因。因此，目前要做的近视防控工作，更多的是要强调调整用眼环境和用眼模式的环境干预。

二、什么叫做"用眼模式的环境干预"

用眼模式的环境干预，通俗的说就是"注意用眼卫生"。

然而儿童预防控制近视的用眼卫生可不是"不要用脏手揉眼睛"，而是有两个很重要的原则：

原则一："一拳、一尺、一寸"：读书写字时，胸口距离桌子一拳；眼睛距离书本一尺（33cm）；握笔手指距离笔尖一寸距离。

原则二：20-20-20 法则：每近距离阅读（写字、读书、用手机、电脑等）20 分钟，眺望 20 英尺（6 米）以外 20 秒。

做好这两点就能对预防近视、控制近视有积极的影响。

三、病理性近视具有明显的遗传倾向

病理性近视，是指屈光度高于 −6.00D 的近视，伴有眼轴增长和眼底改变，如颞侧弧形斑、色素上皮变薄、豹纹状眼底、Fuchs 斑、脉络膜萎缩等，同时伴有视力进行性下降，可并发弱视、青光眼、白内障、玻璃体混浊、视网膜脱离等多种眼科疾病，是**致盲的主要眼病之一**。目前学术界对于病理性近视的具体定义还没有统一的结论。病理性近视致盲率高，常常在成年后眼轴还继续增长，值得重视（图 4-14-2）。

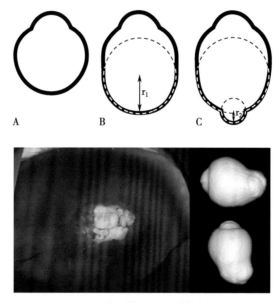

图 4-14-2　病理性近视，眼轴不断增长

病理性近视与单纯性近视发病机制不同，病程演变不同，虽然都表现为高度近视，但**其实是两种病**，临床值得重视。

虽然环境因素（不良用眼模式）也会促进病理性近视眼进展，但是病理性近视的发病原因是具有明显遗传倾向的。父母是病理性近视的孩子应该加强随访排查。

小　结

（1）大多数的近视都是单纯性近视。单纯性近视主要受环境因素影响，所以良好的用眼模式可以有效防控近视，即：环境>遗传。

（2）防控近视的用眼卫生有两个口诀："**一拳、一尺、一寸**"和"**20-20-20 法则**"，很有效。

（3）病理性近视与单纯性近视完全不同，是致盲的主要眼病之一。病理性近视有明显的遗传倾向，父母是病理性近视的孩子应该加强随访排查，即：遗传>环境。

第十五节 有关接触镜的最新研究进展

　　50 年前,人们生产了不透气材料 PMMA 制作的硬性接触镜,开启了屈光矫正的新纪元。今天接触镜已经高度普及,尤其软性接触镜是非常容易配适,适合多数角膜的、高透氧的镜片,而且价格是 50 年前价格的 1/50。50 年来,人们对接触镜的不断研究,包括对镜片材料、生产工艺、眼表形态学测量、眼球生理解剖、镜片设计、镜片护理等的研究,不断扩展该领域的知识,未来接触镜科技仍然会继续突飞猛进。

　　在过去的 50 年中,接触镜一直在发展。硅水凝胶材料的出现,提高了软性接触镜的透氧性,也减少了配戴并发症,比传统的水凝胶镜片更优。日抛镜片大幅提高了配戴的安全性,有研究表明日抛软镜还可以减少配戴者的复查频率,戴日抛软镜的配戴者最长可以 2 年才复诊一次而无安全风险。

　　软性接触镜一直在创新连续过夜配戴的产品,但由于软镜直径大,镜片活动度少,镜下泪液交换少,虽然软镜材料的透氧性已经提升到了新高度,但连续过夜配戴的并发症还是比常规日戴的软镜高很多(图 4-15-1)。

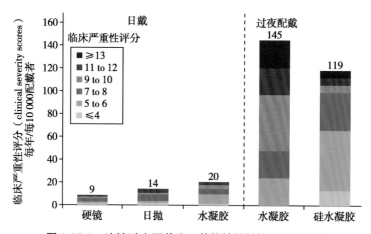

图 4-15-1　连续过夜配戴比日戴软性接触镜的风险更大

　　硬性高透气性接触镜(RGP)则很好地解决了这一问题。RGP 不含水、硬质、高透氧、活动度大、泪液交换好等特性让连续过夜配戴成为可能,在欧美一些国家允许 RGP 连续过夜配戴,最长的允许连续过夜配戴 30 天。

　　巩膜镜、半巩膜镜的出现则为复杂屈光不正、不规则角膜、重度干眼患者带来了兼顾清晰、舒适、持久良好的治疗效果。

数码技术、微电子、纳米科技和微电池技术会促进接触镜和微电子科技的结合,拓展我们对未来接触镜的创新设想。

一、生物传感技术与接触镜的结合

最新的芯片技术已经实现了原子级尺寸的芯片制造。所以可以在接触镜中植入能连续反映眼球生物环境刺激变化的各类微型传感器。接着,可以通过外部的分析、显示设备把传感器的数据呈现给用户或医生。其中,还需要解决给植入在接触镜中的传感器供能的问题。而这些天马行空的想象已经开始逐步实现了。

1. 可测量眼压变化的接触镜

美国 FDA 批准了首款可测量眼压变化的接触镜,镜片由特殊的医用级的硅水凝胶材料制作,镜片内置环形的应变器,可感受角膜曲率的微小变化,依此来测量眼压。

2. 可检测血糖的接触镜

在接触镜中植入化学感受器能分析配戴者的泪液来判断代谢变化,比如血糖、脂质、一些特殊的蛋白质等(未来还可以测量抗体 / 毒素、微生物、血液酒精含量、炎性因子等)。也可以附带根据眼部微环境变化的药物缓释系统。

二、安装微摄像头的接触镜

接触镜上还可以安装向外或向内的微型摄像头。比如现在已经在研究能拍摄和监控闭角性青光眼患者房角的接触镜(安装对内的摄像头)。未来将会出现能检测眼底血管的变化,实时监控眼部或全身的系统性疾病的接触镜。

1. 接触镜在 VR/AR(虚拟现实 / 增强现实)中的应用

VR 头盔都很厚重。因为放映视频的显示器距离眼睛很近,而且需要在眼球向各方向转动时都有良好的视野,这就要求 VR 的光学镜片度数够高(一般是 +20D),直径够大。而新的特殊的接触镜技术能解决这个问题,使得 VR 设备更美观、小巧、轻便(图 4-15-2),可以不再使用笨重的头盔,只需要配戴 VR 接触镜和带微型显示器的眼镜就能实现同样的功能。而且眼球能向各方向转动都能有全面的视野,而且接触镜上有眼动定位追踪标记芯片,方便眼动追踪。

按摩尔定律,随着芯片技术的快速进步,未来可能连外戴的带微型显示器的眼镜都不需要就能实现 AR 效果,那 Google 眼镜也可以变为接触镜了。

由国防高级研究计划局(Defense Advanced Research Projects Agency)和美国国立卫生研究院(National Institutes of Health)资助的一项研究中,就使用了一种新型的滤片和中央微镜片技术制作的 AR 接触镜。能用于看真实的世界,也能看极近距离的显示屏。

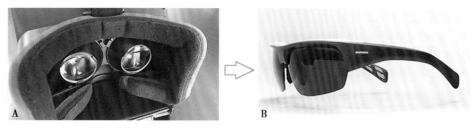

图4-15-2　接触镜使设备更轻便美观
A. CR 头盔；B. 带微型显示器的眼镜

2. 可实时摄像的接触镜

也有安装对外的摄像头的接触镜，可以记录配戴者看到的一切，可用于执法、工业、低视力和盲的人群。科幻大片的技术已经到来。

三、药物缓释接触镜

常规点眼液的方法，常常初始剂量较大，而药液很快流逝或被吸收，造成给药浓度不稳定。为了避免较高的初始剂量对眼和全身的不良反应，用接触镜作为药物的缓释系统是很好的方法。

眼球的解剖结构和生化特点使得药物很难穿透进入的作用靶点。通过泪液能进入到眼内的药物剂量一般只有 1%～5%。

使用接触镜作为眼液的缓释给药系统，目前研究聚焦于如何改进药物在镜片的储存，包括分子印刷技术，让药物更容易黏附在软镜材料中，或者让药物像三明治一样夹在镜片层间等。还有研究期望用泪液中的溶菌酶作为药物的缓释机制。药物用聚氨基葡萄糖作为其微胶囊外壳，在一般溶液中保持完整，而遇到泪液中的溶菌酶则被破坏，而释放其中的药物。

抗生素、抗炎、抗青光眼、干眼等药物都可以用这种方式实现更好的给药和治疗效果。但接触镜药物缓释系统也有缺点，有些对光线敏感的药物会受到影响。此外，镜片材料中的防腐剂也会影响药物作用。

四、老视和超视力接触镜

接触镜光学中心与视轴中心是不一定重合的，这种情况临床上称为 kappa 角，即光轴和视轴的夹角。当二者不重合时戴接触镜造成视轴偏离光学中心，会引入较多像差而影响视觉质量。这种情况在多焦点的老视接触镜上更显著，而且瞳孔大的时候更明显，因为后者中央光学区更小。kappa 角大的患者戴多焦接触镜视觉质量下降更明显。而未来将会有针对个体 kappa 角和瞳孔直径个性化设计的不对称接触镜（包括软镜、RGP 等），使配戴者获得更好的视觉质量，甚至能实现超视力。

现在已有在镜片周边做不对称设计的技术，这意味着未来生产的镜片不一定是圆形的也能在角膜上获得良好的定位。

此外，利用特殊的流体介质或液晶可以制作可变焦（光度可变化）接触镜。由传感器先探测注视距离、辐辏变化、瞳孔直径变化等信息，计算眼球需要的矫正光度，改变镜片上液晶的分布，改变镜片厚度分布和前表面曲率，从而实现"自动变焦"。这将是最好的老视矫正工具。

五、个性化近视控制接触镜

今天用于近视控制的多焦软镜和角膜塑形设计都是标准化的设计，未来会依据个体眼球周边离焦状态、瞳孔直径、kappa 角等检查结果设计的个性化近视控制镜片。即，对周边离焦量、光学区直径、不对称设计量等的个性化设计，这样不但能提高视觉质量，更能提高近视控制效果。

六、模拟户外活动效果的接触镜

户外活动能有效防控近视。已有研究把 LED 灯内置到接触镜中，称为"量子点 LED 接触镜"。通过程序控制入瞳光线的色度、方向、持续时间和振幅模拟户外活动的光照效果以控制近视。这种技术还可以和日戴周边离焦软镜或夜戴角膜塑形镜结合起来应用。

七、治疗抑郁症／情绪失调的接触镜

在高纬度地区生活的人，或者常年阴雨的地区，因为少见阳光而抑郁症或情绪失调（常常是季节性的）高发。研究表明这类疾病可以通过移居到多光照、白昼长、温暖的地区而明显缓解甚至治愈。所以，有研究利用控制在接触镜上的光源技术用于治疗调节情绪失调。接触镜上的光源发出合适波长的光亮来刺激视网膜的神经节细胞，而这些细胞会通过一系列的生化神经机制改变人体褪黑素的分泌来调节情绪。

未来的接触镜更多的是高科技产品的载体，这些植入镜片的元件可能会增加镜片厚度、增加弹性模量、减少氧传导性，但也可以通过对边缘设计的改善而提高舒适度。

八、未来的接触镜验配——AI 取代人工

对眼表形态的精确测量分析，3D 打印，基于临床验配算法的软件模拟配适评估系统将会发展出 AI 辅助的接触镜验配。AI 可以按检测得到的临床数据，计算出最合理的配适，验配效果可比拟有经验的验配专家。这样不仅能大幅提

高首次验配成功率，还能更精确地做个性化设计实现配戴者的超视力（2.0 视力），或个性化的近视控制设计，获得更好的近视控制效果。

　　未来也许患者可以实现"自我验配"而不需要验配师介入了。

　　未来已来，只有想不到，没有做不到！

参考文献

1. 瞿佳，陈浩. 眼镜学. 3 版. 北京：人民卫生出版社，2017.

2. 瞿佳. 眼视光学理论和方法. 3 版. 北京：人民卫生出版社，2018.

3. 李玲. 国民视觉健康报告. 北京：北京大学出版社，2016.

4. 梅颖，唐志萍. 视光医生门诊笔记. 北京：人民卫生出版社，2017.

5. 梅颖，唐志萍. 眼视光门诊视光师手册. 北京：人民卫生出版社，2019.

6. 梅颖，唐志萍. 硬性角膜接触镜验配跟我学. 第 2 版. 北京：人民卫生出版社，2018.

7. World Health Organization. The impact of myopia and high myopia. Geneva，Switzerland：WHO，2016.

8. Wong YL，Saw SM. Epidemiology of Pathologic Myopia in Asia and Worldwide. Asia Pac J Ophthalmol（Phila），2016，5（6）：394-402.

9. Wu PC，Chuang MN，Choi J. Update in myopia and treatment strategy of atropine use in myopia control. Eye（Lond），2018，doi：10.1038/s41433-018-0139-7.

10. Gong Q，Janowski M，Liu L. Efficacy and Adverse Effects of Atropine in Childhood Myopia A Meta-analysis.JAMAOphthalmol，2017，135（6）：624-630.

11. Shih YF，Chen CH，Chou AC，et al. Effects of different concentrations of atropine on controlling myopia in myopic children. J OculPharmacolTher，1999，15：85-90.

12. Yen MY，Liu JH，Kao SC，et al. Comparison of the effect of atropine and cyclopentolate on myopia. Ann Ophthalmol. 1989，21：180-182，187.

13. Tong L，Huang XL，Koh AL，et al. Atropine for the treatment of childhood myopia: effect on myopia progression after cessation of atropine. Ophthalmology，2009，116：572-579.

14. Chia A，Chua WH，Cheung YB，et al. Atropine for the treatment of childhood myopia: safety and efficacy of 0.5%，0.1%，and 0.01% doses（atropine for the treatment of myopia 2）. Ophthalmology，2012，119：347-354.

15. Chia A，Chua WH，Wen L，et al. Atropine for the treatment of childhood myopia：changes after stopping atropine 0.01%, 0.1% and 0.5%. Am J Ophthalmol，2014，157：451-457 e1.

16. Shih YF，Hsiao CK，Chen CJ，et al. An intervention trial on efficacy of atropine and multi-focal glasses in controlling myopic progression. ActaOphthalmol Scand，2001，79：233-236.

17. Loh KL，Lu Q，Tan D，et al. Risk factors for progressive myopia in the atropine therapy for myopia study. Am J Ophthalmol，2015，159：945-949.

18. Fang PC，Chung MY，Yu HJ，et al. Prevention of myopia onset with 0.025% atropine in premyopic children. J OculPharmacolTher，2010，26：341-345.

19. Zadnik K，Sinnott LT，Cotter SA，et al. Prediction of juvenile-onset myopia. JAMA Ophthalmol，2015，133：683-689.

20. Lee CY，Sun CC，Lin YF. Effects of topical atropine on intraocular pressure and myopia progression：a prospective comparative study. BMC Ophthalmol，2016，16：114.

21. Yam JC，Jiang Y，Tang SM. Low Concentration Atropine for Myopia Progression（LAMP） Study：A Randomized，Double-Blinded，Placebo-Controlled Trial of 0.05%, 0.025%, and 0.01% Atropine Eye Drops in Myopia Control. Ophthalmology，2018. pii：S0161-6420（18） 30285-9.

22. Hue JE，Rosenfield M，Saá G. Reading from electronic devices versus hardcopy text. Work 2014，47：303-307.

23. Collier JD，Rosenfield M. Accommodation and convergence during sustained computer work. J Am OptomAssoc 2011，82：434-440.

24. Oliveira S，Jorge J，González-Méijome JM. Dynamic commodative response to different visual stimuli（2D vs 3D）while watching television and while playing Nintendo 3DS console. Ophthalmic Physiol Opt 2012，32：383-389.

25. Coles-Brennan C，Sulley A，Young G. Management of digital eye strain. ClinExpOptom，2018 May 23. doi：10.1111/cxo.12798.

26. Wee S，Moon N，Lee W et al. Ophthalmological factors influencing visual asthenopia as a result of viewing 3D displays. Br J Ophthalmol 2012，96：1391-1394.

27. Collier JD，Rosenfield M. Accommodation and convergence during sustained computer work. J Am OptomAssoc 2011，82：434-440.

28. Portello JK，Rosenfield M，Chu CA. Blink rate，incomplete blinks and computer vision syndrome. Optom Vis Sci 2013，90：482-487.

29. Himebaugh NL, Begley CG, Bradley A, et al. Blinking and tear break-up during four visual tasks. Optom Vis Sci 2009, 86: E106-E114.

30. Sheedy J, Truong S, Hayes J. What are the visual benefits of eyelid squinting? Optom Vis Sci 2003, 80: 740-744.

31. Thorud H, Helland M, Aarås A, et al. Eye-related pain induced by visually demanding computer work. Optom Vis Sci 2012, 89: E452-E464.

32. Tauste A, Ronda E, Molina MJ, et al. Effect of contact lens use on computer vision syndrome. Ophthalmic Physiol Opt 2016, 36: 112-119.

33. Ranasinghe P, Wathurapatha WS, Perera YS, et al. Computer vision syndrome among computer office workers in a developing country: an evaluation of prevalence and risk factors. BMC Res Notes 2016, 9: 150.

34. Gowrisankaran S, Nahar NK, Hayes JR, et al. Asthenopia and blink rate under visual and cognitive loads. Optom Vis Sci 2012, 89: 97-104.

35. Rosenfield M, Hue JE, Huang RR, et al. The effects of induced oblique astigmatism on symptoms and reading performance while viewing a computer screen. Ophthalmic Physiol Opt 2012, 32: 142-148.

36. Bhargava R, Kumar P, Phogat H, et al. Oral omega-3 fatty acids treatment in computer vision syndrome related dry eye. Cont Lens Anterior Eye 2015, 38: 206-210.

37. Bhargava R, Kumar P, Arora Y. Short-term omega 3 fatty acids treatment for dry eye in young and middle-aged visual display terminal users. Eye Contact Lens 2016, 42: 231-236.

38. Park CY, Gu N, Lim CY, et al. The effect of Vacciniumuliginosum extract on tablet computer-induced asthenopia: randomized placebo-controlled study. BMC Complement Altern Med 2016, 16: 296.

39. Cardona G, Gómez M, Quevedo L, et al. Effects of transient blur and VDT screen luminance changes on eyeblink rate. Cont Lens Anterior Eye 2014, 37: 363-367.

40. Miyake-Kashima M, Dogru M, et al. The effect of antireflection film use on blink rate and asthenopic symptoms during visual display terminal work. Cornea 2005, 24: 567-570.

41. Riddell P, Wilkins A, Hainline L. The effect of colored lenses on the visual evoked response in children with visual stress. Optom Vis Sci 2006, 83: 299-305.

42. Lin JB, Gerratt BW, Bassi CJ, et al. Short-wavelength light-blocking eyeglasses attenuate symptoms of eye Fatigue. Invest Ophthalmol Vis Sci 2017, 58: 442-447.

43. Ranasinghe P, Wathurapatha WS, Perera YS, et al. Computer vision syndrome among

computer office workers in a developing country: an evaluation of prevalence and risk factors. BMC Res Notes 2016, 9: 150.

44. Wong MK, Lee TT, Poon MT, et al Clinical performance and factors affecting the physical fit of a soft toric frequent replacement contact lens. Clin Exp Optom, 2002, 85: 350-357.

45. Lin MC, Soliman GN, Lim VA, et al. Scalloped channels enhance tear mixing under hydrogel contact lenses. Optom and Vis Sci, 2006, 83: 874-878.

46. Cheung SW, Cho P. Corneal shape of Hong Kong-Chinese. Ophthalphysiolopt, 2000, 20: 119-125

47. Xiong S, Sankaridurg P, Naduvilath T, et al. Time spent in outdoor activities in relation to myopia prevention and control: a meta-analysis and systematic review. ActaOphthalmol, 2017, 95: 551-566.

48. Coles-Brennan C, Sulley A, Young G. Management of digital eye strain. Clin Exp Optom 2019 Jan; 102 (1): 18-29. doi: 10.1111/cxo.12798. Epub 2018 May 23.

49. Tosini G, Ferguson I, Tsubota K. Effects of blue light on the circadian system and eye physiology. Mol Vis, 2016, 22: 61-72.

50. Leung TW, Li RW, Kee CS. Blue light filtering spectacle lenses: optical and clinical performances. PLoS One, 2017, 12: e0169114.

51. Smick K, Villette T, Boulton ME, et al. Blue light hazard: New Knowledge, New Approaches to Maintaining Ocular Health. Report of a roundtable. (2003-03-16) [2018-10-05]. https:// www.essilorusa.com/content/dam/essilor-redesign/product-resources/crizal/Blue-Light-Roundtable_White-Paper.pdf.

52. Vimont C. Should You Be Worried About Blue Light? (2017-08-24) [2018-10-05]. http:// www.aao.org/eye-health/tips-prevention/should-you-be-worried-about-blue-light.

53. 刘念, 陈少芳, 李赛群. 国产盐酸环喷托酯滴眼液和托吡卡胺对眼睫状肌麻痹效果的比较研究. 国际眼科杂志, 2007, 12 (7): 1595-1597

54. 陈翔, 林智, 赖欣婕. 托品酰胺滴眼液对眼睫状肌麻痹效果的客观观察. 眼视光学杂志, 2008, 10 (2): 135-138.

55. 董凌燕, 亢晓丽, 王亚夫. 环喷托酯、复方托吡卡胺与阿托品睫状肌麻痹作用的比较. 上海交通大学学报. 2011, 31 (10): 1432-1435.

56. 刘新婷, 张芳, 吕帆. 环戊通与阿托品睫状肌麻痹效果的差异性评价. 中华实验眼科杂志, 2012 (4), 353-357.

57. KhuranaAK, AhluwaliaBK, RajanC. Status of cyclopentolateas a cyclplegicin children: a

comparison with atropine and homatropine. ActaOphthalmol（Copenh），1988，66（6）：721-724.

58. Demayo AP，Reidenberg MM. Grand mal seizure in a child 30 minutes after Cyclogyl（cyclopentolate hydrochloride）and 10% Neo-Synephrine（phenylephrine hydrochlofide）eye drops were instilled. Pediatrics，2004，113（4）：499-500.

59. Calisaneller T，Ozdemir O，Somez E，et al. Acute progressive midbrain hemorrhage after topical ocular cyclopentolate administration. Neuml India，2008，56（1）：88-89.

60. Twelker JD，Mutti Do. Retinoscopy in infants using a near noncycloplegic technique，cycloplegia with tropicamide 1%，and cycloplegia with cyclopentolate 1%. Optom Vis Sci，2001，78（4）：215-222.

61. Wolffsohn JS，Calossi A，Cho P. Global trends in myopia management attitudes and strategies in clinical practice. Cont Lens Anterior Eye，2016，39（2）：106-116.

62. Smith Ⅲ EL，Huang J，Hung L-F，et al. Hemiretinal form deprivation：evidence for local control of eye growth and refractive development in infant monkeys. Invest Ophthalmol Vis Sci，2009，50：5057-5069.

63. 中华医学会眼科学分会眼视光学组. 儿童屈光矫正专家共识（2017）. 中华眼视光学与视觉科学杂志，2017，19（12）：705-710.

64. Efron N，Morgan PB. Rethinking contact lens associated keratitis. ClinExpOptom，2006，89：280-298.

65. Sako Y，Iwasaki M，Hayashi K，et al，inventors. Contact Lens and Storage Medium. U.S. Patent Application 2016/0097940，2016 Apr 7.

66. Otis B，Amirparviz B，inventors. Contact lenses. U.S. Patent 8，798，332，2014 Aug 5.

67. Adhikari，R. Samsung's AR Vision Includes Smart Contact Lenses. TechNewsWorld，2016 Apr 12.

68. Bourzac K. Contact Lenses Deliver Drug For Glaucoma. Chemical and Engineering News，2014 Feb 19.

69. Bengani LC，Hsu KH，Gause S，et al. Contact lenses as a platform for ocular drug delivery. Expert Opin Drug Deliv，2013，10：1483-1496.

70. Legerton J，inventor. Multifocal Contact Lens. U.S. Patent 7，891，810，2011 Feb 22.

71. Pugh RB，Riall J，Otts D，et al. inventors. Variable Focus Electroactive Ophthalmic Device. U.S. Patent 2014/0002789，2014 Jan 2.

72. Pugh RB，Flitsch FA，Toner A，et al，inventors. Method and apparatus for ophthalmic devices

including shaped liquid crystal polymer networked regions of liquid crystal. U.S. Patent 9, 366, 881, 2016 Jun 14.

73. Biederman WJ, Yeager DJ, Otis B, et al. inventors. Capacitive gaze tracking for auto-accommodation in a contact lens. U.S. Patent 9, 442, 310, 2016 Sep 13.

74. Pugh RB, Toner A, Otts DB, inventors. Electronic ophthalmic lens with rear-facing pupil diameter sensor. U.S. Patent 9, 468, 372, 2016 Oct 18.

75. Pugh RB, Toner A, Otts DB, inventors. Electronic ophthalmic lens with eye gaze tracker. European Patent 2772791, 2014 Sep 3.

76. Bullimore MA. The Safety of Soft Contact Lenses in Children. Optom Vis Sci, 2017, 94: 638-646.

77. Kong YL, Tamargo IA, Kim H, et al. 3D Printed Quantum Dot Light-Emitting Diodes. Nano Lett, 2014, 14: 7017-7023.

78. Legerton J. Eye-wear borne electromagnetic radiation refractive therapy. U.S. Patent 8, 876, 284, 2014 Nov 4.

79. Legerton J. Eye-wear borne electromagnetic radiation refractive therapy. U.S. Patent 9, 283, 401, 2016 Mar 15.

80. Pugh RB, Neeley WC, Towart R, et al. inventors. Apparatus and method for formation of an energized ophthalmic device for light therapy. U.S. Patent 9, 446, 262. 2016 Sep 20.

81. Adler D, Millodot M .The possible effect of undercorrection on myopic progression in children. Clin Exp Optom, 2006, 89: 315-321.

82. Chung K, MohidinN, O'Leary DJ. Undercorrection of myopia enhances rather than inhibits myopia progression. Vision Res, 2002, 42: 2555-2559.

83. Li SY, Li SM, Zhou YH, et al. Effect of undercorrection on myopia progression in 12-year-old children, Graefes Arch ClinExpOphthalmol, 2015, DOI 10.1007/s00417-015-3053-8.

84. Sun YY, Li SM, Li SY, et al. Effect of uncorrection versus full correction on myopia progression in 12-year-old children, Graefes Arch ClinExpOphthalmol, 2016, DOI 10.1007/s00417-016-3529-1.

85. Curtin BJ. Physiologic vs pathologic myopia: genetics vs environment. Ophthalmology, 1979, 86(5): 681-691.

86. 孙明甡, 张丰菊. 病理性近视发病机制相关研究新进展. 中国实用眼科杂志, 2014, 32 (4): 393-397.

87. 杨俊林，吴晋晖. 病理性近视遗传学研究. 国际眼科杂志，2010，10（7）：1341-1343.

88. 刘影，樊莹. 病理性近视的研究进展. 眼视光学杂志，2008，10（1）：74-77.

89. Computers，Digital Devices and Eye Strain.（2016-03-01）［2019-02-03］. https://www.aao.org/eye-health/tips-prevention/computer-usage.

后记

——眼视光杂谈

一、毕业季，眼视光专业毕业生何去何从

又到毕业季，新一轮眼视光专业学子即将走出校园进入职场。一方面眼视光专业毕业生非常"抢手"，就业率非常高；而一方面又是应届生对工作不满意。网上、论坛、朋友圈众说纷纭，眼视光专业毕业生应该怎样择业？

问题一，你还准备继续做眼视光吗？

（一）背景：我国眼视光教育

五年制眼视光医学专业：归属临床医学类教育，毕业生获得医学学士学位。毕业生可报考国家执业医师考试，通过者可取得临床执业医师资格，成为临床执业医师（Optometric Medicine Doctor, OMD），以眼视光医师的角色服务眼睛健康医疗领域。

眼视光学专业：四年制，归属医学技术类教育，毕业生获得理学学士学位。毕业生成为眼视光技师（optometric technologist），在基础眼保健领域承担视觉矫正与康复工作。

眼视光技术专业：三年制，为职业教育，归属医学技术类教育，毕业生获得毕业证书（certificate），成为眼视光技术员（optometry technician），以医学技术人员的角色，从事验光师（refracting optician）、定配员（dispensing optician）、视觉保健师（vision care assistant）等医学相关技术工作。

此外，还有中等职业教育眼视光与配镜专业，三年制，毕业后主要在眼镜店工作。

（二）5+3+X的医生培养模式已确定

2011年12月，由教育部和卫生部共同召开的全国医学教育改革工作会议达成共识：5年的院校教育，加上3年的住院医师规范化培训或全科医生规范化培训要成为医学人才培养的主流模式，被称为"5+3"。X是规培后的专科培训，根据科室的不同，X是2～4年不等。

医学生完成 5 年的院校教育后，一部分毕业生选择考研攻读科学学位，但绝大部分将进入住院医师规范化培训基地进行为期 3 年的培训，考核通过后，取得专科执业资格，称为专科医生，其中一部分医师直接进入社区或者二级医院工作。还有一部分医师想在大医院做"分工更细"的专科医生，比如神经内科、泌尿外科等，就要在住院医师规范化培训结束后，进入亚专科规范化培训基地继续学习，这被称为"5+3+X"（眼科一般是 3 年）。

（三）你还热爱眼视光吗

眼视光专业到底"好不好"？毕业是否能找到"好工作"？薪资水平有多少？在网上有太多的评论，褒贬不一。即使是获得临床医生敲门砖的 5 年制眼视光医学毕业生，也还需要上述"5+3+X"的长期的艰苦的培训才能成为眼视光医生。中间的 3+X 也未必有充分的眼视光学学习、实践环境，3+X 后你还有继续做眼视光专业的激情吗？

我想对于这个问题有没有答案，重点在与你是否热爱它。能在一条路上走得远、走得扎实的一定是符合心性的那条路，你热爱眼视光才能真的拿这件事来做学问、做研究、做饭碗，才能把别人看来非常枯燥的东西变得精彩万分。选择眼视光作为自己终身的职业的人，主要应该是出于他的个人兴趣。只有有兴趣的人，才会感觉每天做的事情有意义，越做越有劲，有了一个发现和新技术的掌握，更有一阵狂喜，这样地周而复始，便会形成一种正反馈式的循环。还没有做出一点名堂的时候，看见别人在金融行业或者产品销售上已经赚了大钱，要问一下自己，我能否永远甘心清苦、耐受寂寞？

问题二，是否去一二线城市？眼视光毕业生该去哪里就业？

我更倾向一二线城市。一二线城市虽然竞争激烈，但会让人更有激情，给自己更大的发展空间。

（一）可以接触更多优秀的人

不可否认，大量优秀的人聚集在一二线城市里，这种聚集，能让处于其中的人开拓思维，保持思维领先，甚至走在时代前面。和优秀的人有更多接触。接触得多了，在潜移默化当中，可能自己就变得优秀了。

通过不断增长的见识和优秀者带来的思维震撼，能够帮助自己拓展视野，提升思维，开阔眼界。思维提升，努力跟上，久而久之，就在不经意间领先于很多人了。

（二）有更多的见识，更多的资源、机会和可能

见得多，自然识得广。学习这事不见得要在课堂上，看多了，你的水平自然提高得快。一二线城市各种学术会议更频繁，可以跟各种行业大牛面对面交流

的机会更多。可以和顶尖的人接触，甚至成为他们的一部分；可以参与全国甚至全世界范围内的会议；与你同时应聘的，可能是留学回来的人；更容易找到与你志同道合的伙伴，和你一样的人，与你相视而笑，携手同行……

美国学者芒福德说：假设一万个人能出一天才，在大城市人多，出的天才也多。但如果是比较孤立的小群体，出现一个"天才"的时间就很长如果你是在一个孤立的小群体，你可能没办法知道自己的天赋。比如你可能具有绘画的天赋，但是你没有办法去听绘画大师的讲座，没有办法到中国美术馆去参观。你不知道你有绘画的天赋，也许你终身作为一个铁匠，叮叮当当敲了一生，而根本不知道如果锤头变成了画笔，你将是璀璨的巨星。

（三）眼视光高端服务在一二线城市更有市场

一二线城市的居民有较好的生活水平和视觉健康意识，更愿意接受如OK镜、视功能检查、个性化验配等眼视光学服务。所以如果你想做深层次的眼视光服务工作，到一二线城市会有更多的机会，你学习的眼视光学知识才有用武之地。

问题三，如何选择一种环境，选一种生活方式？

了解自己，你是什么样的人，你适合做什么？做出选择。

在你的成长过程中，你的生活作息是怎样的？你在做哪一件事情，在哪里，跟怎样一群人在一起的时候最开心、最享受，享受到忘记了时间？你是内向还是外向，专注的能力怎样，你喜欢快节奏高刺激充满挑战性的生活，还是安静踏实沉心静气钻研学问思考人生的日子？你喜欢生活在一个怎样的氛围里？你想和怎样的一群人成为朋友？想一想自己喜欢高校还是职场的氛围。然后再细分，高校里，做学术的和做行政的状态不一样。职场里，公务员和企业的工作方式不一样，国企和外企也不一样，企业里每个岗位工作性质不同，彼此之间又差异很大。

其实你在找工作也是在选择同事，选择每天的工作强度，选择日常接触的人群，选择是一天到晚四处飞还是坐在办公室里。你是在选择一种环境，选择你想过的生活方式。

问题四，有吸引力的用人单位有哪些优势？

在我看来，好的工作单位／公司应该具备以下特征：

（1）成长性好，行业前景乐观，有市场。

（2）有机会担任重要岗位。

（3）有很多认识"牛人"的机会。

（4）可以和自己尊敬的前辈和专家接触。

（5）行业与自己特长优势的匹配度好。

（6）单位鼓励多样化的沟通方式，整体氛围开放，人与人之间有很多交流，每个人的状态看起来都很精神，很积极，很正能量。

（7）和优秀的人一起工作，如果遇到问题，有很多方式和途径获得指导……

二、眼视光人才求职观之我见

最近刚完成了一轮毕业生面试招聘，应聘者提了形形色色的问题，也听到了各种各样的回答，有些感触。

1. 标准与创新

有人问是不是招聘主要看学历和成绩？我认为人才是需要多样化的：成绩好的"学霸"、能说能讲能沟通的、会说会写会营销的、吃苦耐劳的、服务意识强的，"颜值"高的（个人认为"颜值"是内在修养的外在体现，也属于个人竞争力）等，都是单位需要的人才。所以人才选拔没有特别的"硬性标准"，但一定要有所长。好的公司应该是能根据个体的特质，协助他不断发展和加强其"长板"，短板由别人来补，因为没有十全十美的人。什么样的人才，有什么样的长板，做什么样的事，强调的是创新。

眼视光学人才，专业能力以外还应该具备"经验见识"和"通用技能"。所以除了专业教育外，同时也需要通识教育，这样才能有"可塑性"。今天的时代主题是"变化和创新"。需要的是复合型的，跨学科、跨界的，有主见、有个性的人才。年轻人应该多方面发展，提高自己的可塑性，可以变成不同形状的"螺丝钉"，挑战和拥抱现代社会的不确定性。

2. 面试为什么要考核可能以后用不到的英语

很多单位的面试包括现场英文朗读、翻译和自我介绍。也有人不解，为什么要考核可能以后永远也用不到的英语？

眼视光学是需要学习英文的，很多新技术、前沿文献都是英文的，所以学好英文很重要。有人问，以后我的工作是不需要英文的，为什么也要看英文成绩呢？因为，学英文反映的是个人的学习能力，学习的决心和坚持。能学好英语的人，在工作中也可以有持续学习的能力。

3. 我为什么要到一二线城市工作

每个人都有自己的选择，没有对与错。其实重点是：你跟谁在一起？和优秀的人在一起，你就会成为优秀的人。在一个"比你优秀的人比你更努力"的平台，就是你成长最好的土壤，因为你觉得你不行的，会被其他人推着你行。

有很多的例子，那些在外打拼的人，他们回到自己的家乡，见到自己童年的伙伴,那些童年的伙伴,他们的生活没有太大的改变,而他们当年的能力、智力其实是差不多的。他们因为在不同的平台上发展,遇到的是不同的机会,人生的道路也不同。前久看了一部电影《杰出公民》,反映的就是这个问题,也推荐观赏。

很多同学都觉得,在一二线城市生活压力会很大。其实不要以为自己非得要有多大能力和本事才能在一二线城市立足。人与人之间讲究的不是个人的本事有多大,而是你的特长跟别人的特长能不能相匹配,你们之间能不能够互相服务。你的"长板"是否正好是我所需要的,你就有自己的舞台!

所以,加油吧,少年!

三、视光师转岗做经营管理者合适吗

最近有朋友询问:①如果角膜塑形进医保是否会便宜些? ②资深验光师转岗做经营管理是否合适?

1. 如果角膜塑形进医保是否会便宜些

第四章第九节中提到:角膜塑形镜这么贵,为什么不能打点折? 有人询问,角膜塑形是能有效防控儿童近视的,但没有进医保。家长的支出很大,那假设能进医保的话是否会便宜些?

这个问题很有意思。

角膜塑形镜的情况很像矫正近视的角膜屈光手术。在美国,屈光手术价格是越来越低的趋势。近视屈光手术不在医保的范围之内,病人必须全部自己承担,所以价格哪怕是低 100 美元,病人都觉得很重要,在竞争之下,这种激光治疗近视眼的手术,就变得越来越便宜了。

同理,角膜塑形镜是一个充分竞争的市场,只有参与的患者和服务提供者越来越多,市场做大,充分竞争,价格才会下来。

2. 资深验光师转岗做经营管理是否合适

有读者问我:我是一个验光师,做了多年临床验光工作积累了很多一线经验,但感觉自己的职业发展遇到了瓶颈。近年来对管理和运营很感兴趣,想向管理方向转型最终自己做老板创业,是否可行?

这个问题提的是换岗位、职业生涯规划的事,很普遍也很有代表性,我想很有价值和大家一起讨论。以下是个人观点,欢迎讨论:

我觉得这个问题需要先回答几个问题:

1. 你是否擅长管理和经营?

我的理解是,从工作效率的角度讲,人做自己最擅长的事情,效率是最高的,什么都想做,常常什么都做不好,这就是社会分工的意义。这里需要评估的是,在眼视光行业管理和经营与做专业技术需要的知识、经验和技能差别可

能非常大。一个好的视光师，不一定是一个好的管理者，甚至还可能是一个"很差"的管理者。反之亦然。

2. 你的兴趣爱好是做经营管理吗？如果是，为了做经营管理这一爱好而转型(或者反之，管理者想做眼视光技术人员)，你能付出多少代价？

同样是做眼视光，做管理者（做老板）和做技术人员可能是收入不均等的，不同的职业，不同的岗位，收入是不一样的，而且还可能差异很大。有一些职业收入高（比如销售，比如"老板"），但不是人人都愿意选择。我们会为了迁就自己的兴趣，在金钱上做一些让步。所以收入不仅包括货币收入，还包括你的心理满足。选一个能带来持久满足感的职业也是收入的一部分，而且还很重要，哪怕收入上少很多也能接受。

如果说做经营管理符合你的兴趣，也能带来持久的执业满足，那就转岗吧。

3. 你能否干一行爱一行

有人说也不是因为兴趣而改变了工作，而是因为工作培养了兴趣，干一行慢慢变成爱一行。我想无论在什么岗位工作，都可以看看年长的、资历深的、事业有成的同事（岗位或职业），扪心自问，再工作十年二十年，他们的现在就是你的未来，这是否是你想要的？如果觉得很满意，这就是你要的生活，那你就好好在这个岗位上继续干，培养自己对这个岗位、职业的兴趣；如果你觉得，再用十年二十年自己也像他们现在状况一样，你不甘心，不快乐，那可以考虑换岗位、换职业……

四、我理解的眼视光学"软技能"

最近有网友询问，自己是一名往届眼视光学毕业的学生，毕业后曾经做过验光工作，但感觉每天验光配镜很枯燥，后来自己创业开了一家眼镜店，但一直经营不满意。现在想再好好学眼视光，做眼视光，有没有什么好的建议？

其实这一类的问题还很多，包括：

往届眼视光学毕业生何去何从？

虽然已经明白了很多道理仍然走不好眼视光的路，该怎么办？

虽然已经在眼视光业做了多年，平时也读了很多专业书，但感觉还是没有一点进步？

这一类"开放性"的问题很难回答，其实我自己也是在探索中。每个人的价值观不同，答案自在自己的心中吧。我的理解是：做不好也许是因为"软技能"不够。

学校学习到的知识技能和工作岗位需要的不尽相同，也许学校学习更多的是具体的知识，我理解这些具体的知识是"硬技能"，是可以通过授课和培训学习获得的，而且是比较容易获得的。

但是，工作中除了专业知识外，我们还需要很多"软技能"。比如眼视光专业更需要的是如何在一线灵活地与患者交流，如何处理应对患者不合理的要求，如何处理投诉，如何回答患者的问题，如何获得患者的信任，如何与团队合作，如何与他人"合拍"，如何妥协以达成一致等。这些技能就是"软技能"，需要在一线实际的工作中锻炼才能体悟和学习，很难通过"授课"的方式来学习。这也是为什么很多用人单位强调"工作经验"，而不一定是学习成绩的原因。学习成绩好，只能说明会学习，但无法证明你具有"软技能"。在这个时代，只想把技术做好，其他一概不管，是行不通的，"学好数理化，走遍天下也不怕"的时代已经过去了。

也许你想过简单生活，但这个世界并不简单。所谓"纯技术"工作很少，现代社会有大量的工作是需要与陌生人协作的，所以"软技能"更重要。自己开眼镜店或者眼视光中心也好，在公司在职场也好，需要的远远不止"知道如何验光配镜"的"硬技能"，而是需要大量的"软技能"。有一个冷笑话："博士越来越专，专家越来越博"，说的就是这个道理，先做好一个通才，才能做好一个专才。

我理解的软技能：

1. 利他（共情能力）

理解别人想要什么，人与人之间的利益冲突在哪里。不同的人对一件事有不一样的看法，你能倾听和你相反的观点，能否站在他人的立场上看问题。

2. 表达能力

好的表达，能说服别人接受你的观点。要能够清晰地表达自己，这和写作水平、演讲水平有关，可以通过训练达到。让更多的人认识你，接受你。现代社会，人才之间的差距很难辨析，而很多时候，在选拔人才时，都会选择表达能力好的。不论书面或口头的表达能力都要流畅和漂亮。在我看来，沟通和表达是最重要的"软技能"，学好语文很重要。回想起自己高中和大学时代都没重视学语文，高考时语文是最差的，而工作后才发现语文是"软技能"的基础，有时比"数理化"更值得花时间去学。

3. 领导力

按照事先定好的规则和方法做事是简单的技能。但是如果没有规则，能不能自己制定规则，带领别人完成任务？这个过程可能犯错，但犯错的经验积累也是财富。能否整合资源找到那些能做自己做不了、自己做不好的事的人？

4. 归纳和总结

从各种各样杂乱的信息中梳理总结经验。知道应该选择哪些信息，忽略哪些信息。即使面对的信息不多，你也能独立思考，提出自己的见解，提出独特的视角。不论成败，能复盘和总结经验……这些能力很重要。

5. 提出自己的观点

在工作中，不是像考试，在课堂上讲什么你记住了，考试的时候照着写就能过关，这种硬盘式的"死记硬背"学习是没有太大价值的。而是能提出自己的观点，能阅读相关的材料，寻找素材来证明自己的观点。没有人告诉你该做什么，你得自己去摸索。

如何学习和锻炼"软技能"？

最近在万维钢老师的课程中听到以下几点：

1. 多尝试，经历失败，丰富人生经验；接难活（越困难，越锻炼），挑战自己，用心做到自己最好的水平，事后复盘推敲。

2. 多跟人交往，练习交流和组织能力，深入面谈，锻炼有效沟通。

3. 学点技术，掌握点实用工具如：演讲、做PPT、英语。

4. 随时了解所在的领域正在发生什么事。比如参加学术会议，多看最新的研究文献。

5. 找机会取得能让自己脱颖而出的成绩（以往的工作业绩），证明自己。比如：解决过什么难题，怎么跟人合作的，有没有什么特别的技术或技能，发表过什么论文、文章？

其实学习和锻炼"软技能"是很难做的事情，我自己也很欠缺，也在锻炼和学习中，大家一起努力吧！

至于具体到如何学好眼视光学，我理解我们所说的眼视光学学习大概也是有三个层面：

第一层是"学技能"。大概就是书本上的知识。已经由前人总结归纳出来的，现成的知识技能。比如，如何做验光的具体操作流程、步骤，如何验光更准确更高效；如何在综合验光仪上做视功能检查操作；如何检影验光，如何检影更加准确等。刚入行的新人会注重这方面的学习。但如果仅仅停留在这里，我认为是不够的。因为这些属于"死"的技能，是可以做标准化、流程化操作的，未来会被机器、被人工智能取代。但这些技能是基础。

第二层是"观点"。比如现在近视防控都有哪些最新的研究和新进展；角膜塑形控制近视的原理有哪些理论等。这是目前领域的"正在进行时"，是前沿的观点、别人的思想。在各类学术交流活动、会议和科技期刊论文中可以了解和学习到，能拓展我们的视野。

第三层是"方法"。归纳总结自己的工作经验、日常观察和临床材料数据，从中得出自己的观点（活学活用知识），还能说服别人接受你的观点。这大概就是所谓的批判性思维吧。所以对于医学类越来越高的对学历的要求还是相当有道理的，研究生教育就是教你"学方法"。

最后，还有同学问，如何成为优秀的视光师，这是一个很具体的问题，我在《视光医生门诊笔记》一书中《谈谈如何做优秀的视光医生》一文中有一些观点，欢迎交流。

以上内容是笔者在工作中获得的经验和思考，供各位读者参考，也欢迎进一步的交流和探讨。

梅颖
2019 年 5 月

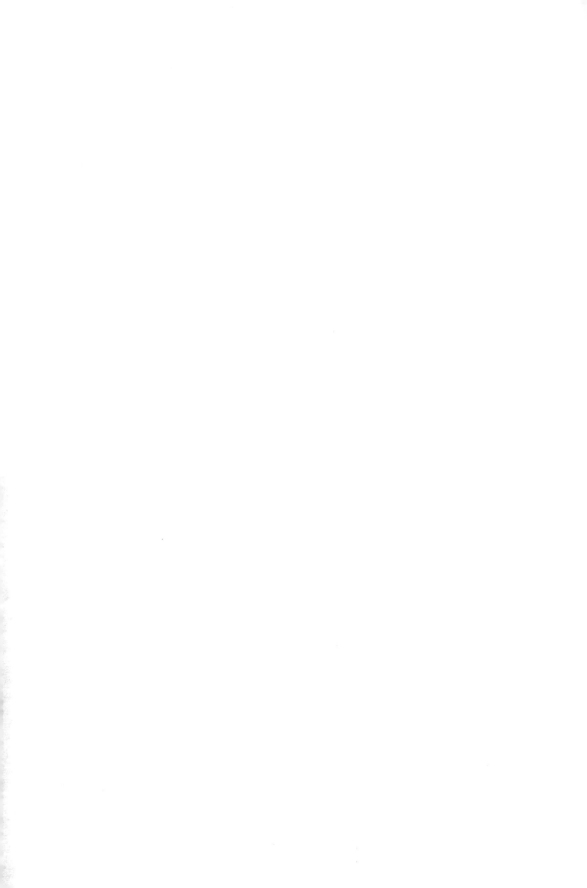